脳の「がん」に挑む3つの新技術

悪性脳腫瘍治療のための光線力学療法

特定医療法人・柏葉脳神経外科病院理事長／院長
金子 貞男

POLISH WORK

定位脳手術法を応用した光線力学療法（ＰＤＴ）の手術風景：
特殊な薬剤とレーザー光を使用して悪性脳腫瘍を死滅させる

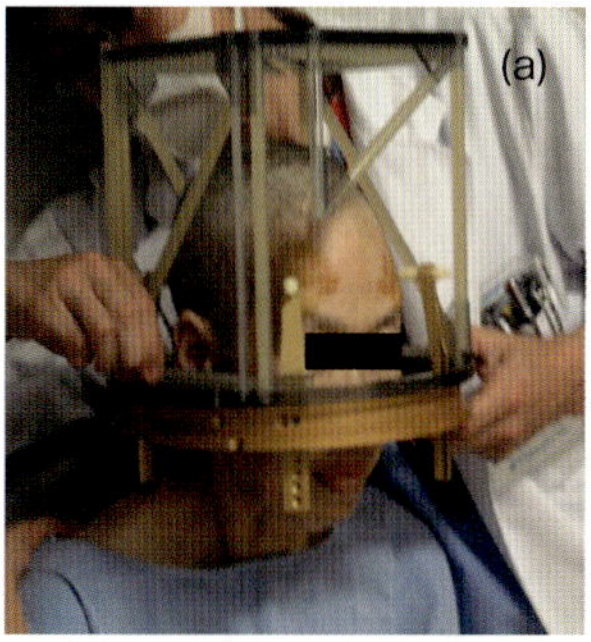

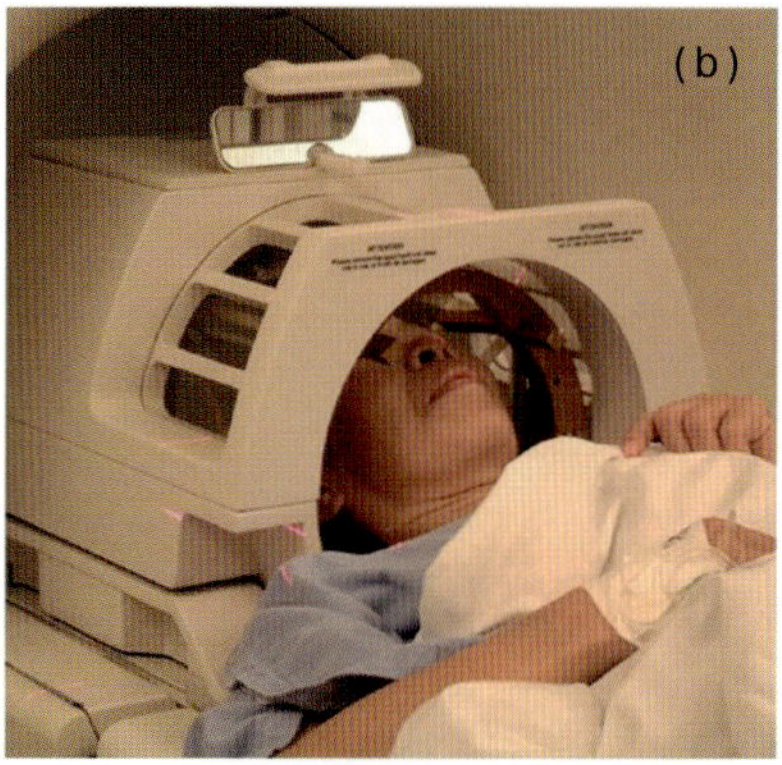

▷▽写真(1)：(a)頭にＭＲＩ専用の定位脳手術用ローカライザーを固定して、(b)ＭＲＩ検査で脳腫瘍を描写し、光ファイバーを穿刺する場所を決める。

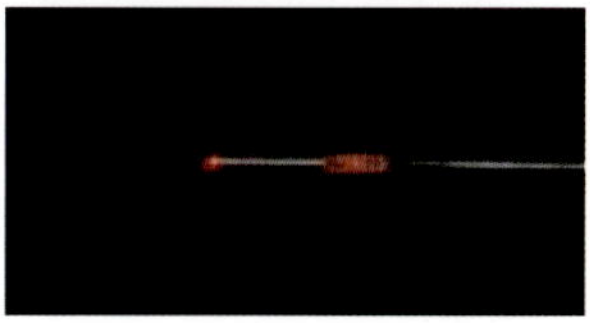

△写真（2）：穿刺する光ファイバーの直径は約〇・五ミリである。

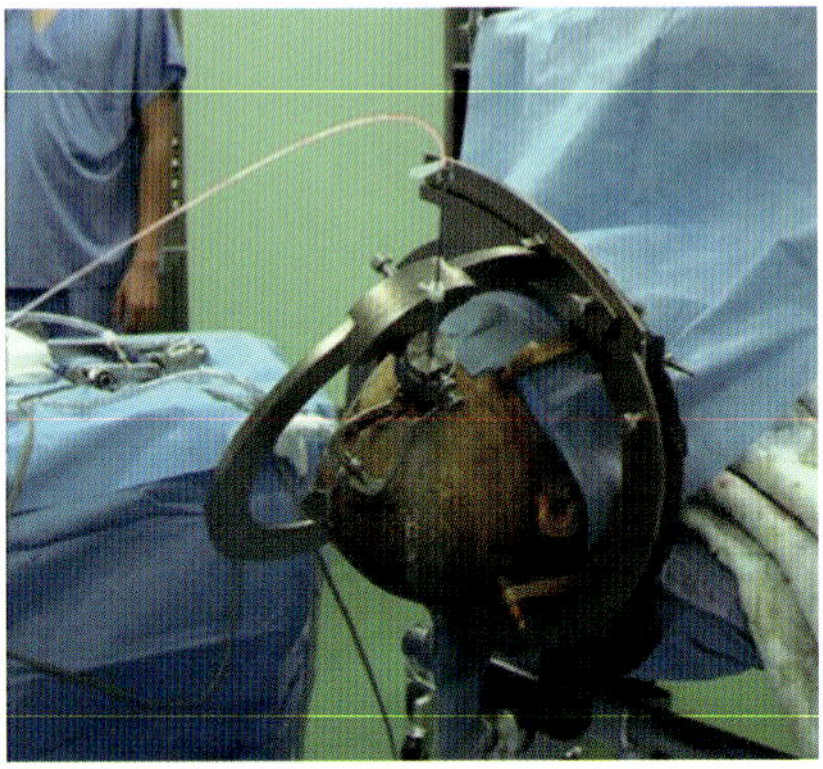

▷写真(3)：定位脳手術用の装置を頭につけ、悪性脳腫瘍の場所に光ファイバーを刺してレーザー光を照射している。局所麻酔で行っている。

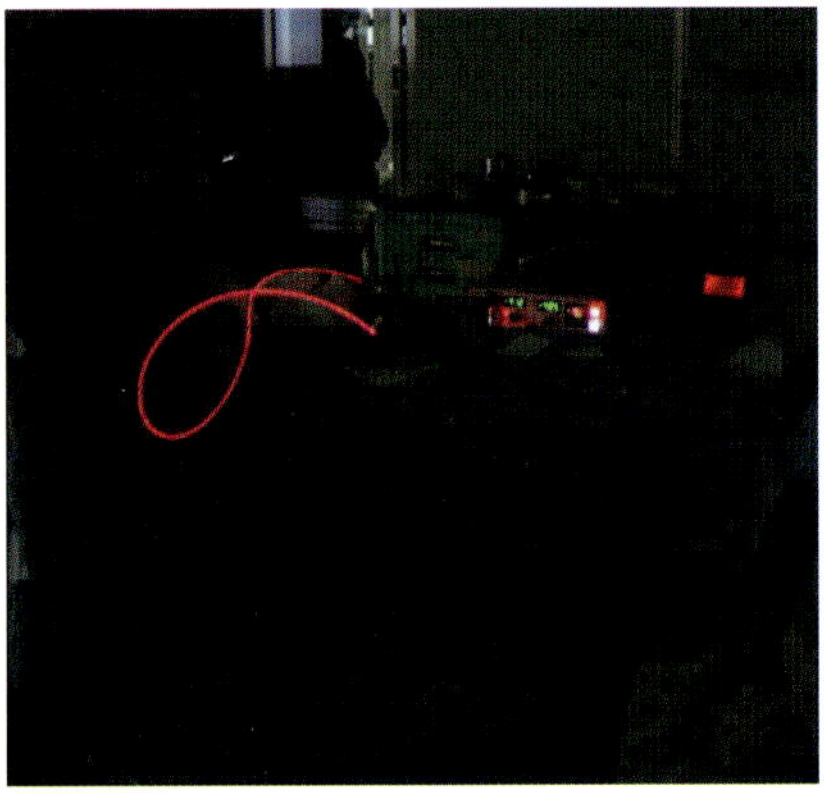

▷写真(4)：手術室はレーザー光が飛び交って、さながら繁華街ススキノの〝ネオン街〟のよう。

蛍光診断（ＰＤＤ）：悪性脳腫瘍を光らせて腫瘍を確認する

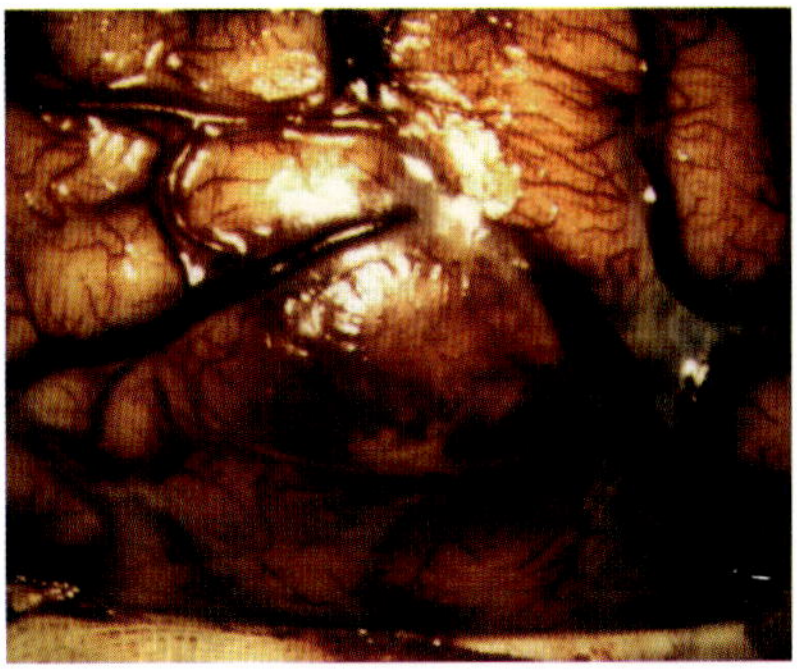

▷写真(7)：手術顕微鏡で脳の表面を見たところ。中央の部分は赤みがかっており、血管が豊富で脳腫瘍とわかるが、正常の脳組織との境界がはっきりしない。

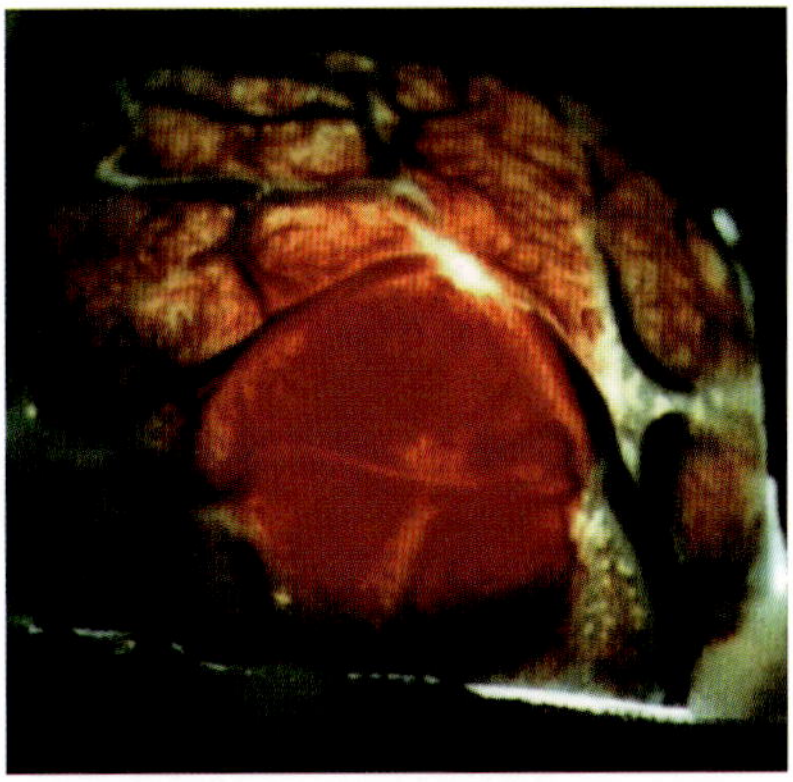

▷写真(8)：写真(7)と同じ場所にレーザー光を照射して腫瘍を赤く光らせたもの。脳腫瘍だけが赤く光っており、正常脳組織との境界もはっきりしている。誰が見ても脳腫瘍と正常脳を区別できる。

観察方法による腫瘍の大きさの違い

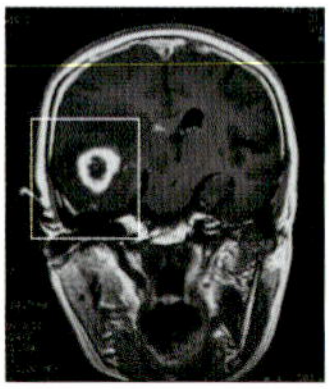

△◁写真⑼：造影MRIで白く見える部分が脳腫瘍本体。腫瘍の大きさは約二四ミリ。左の写真は上図を拡大したもの。

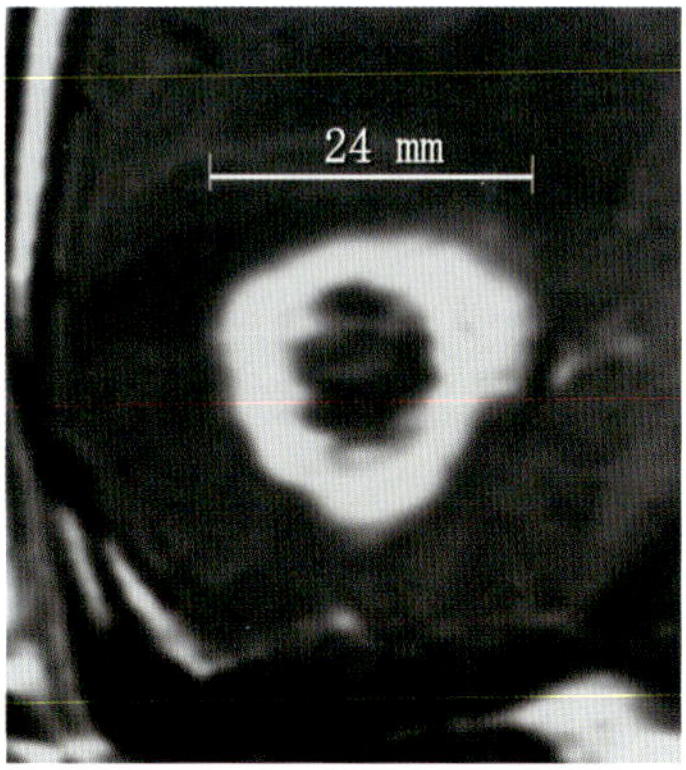

◁写真⑽：肉眼で色調の変化した部分が脳腫瘍。腫瘍の大きさは約二〇ミリ。写真⑼と写真⑽は同じ拡大率に補正してある。

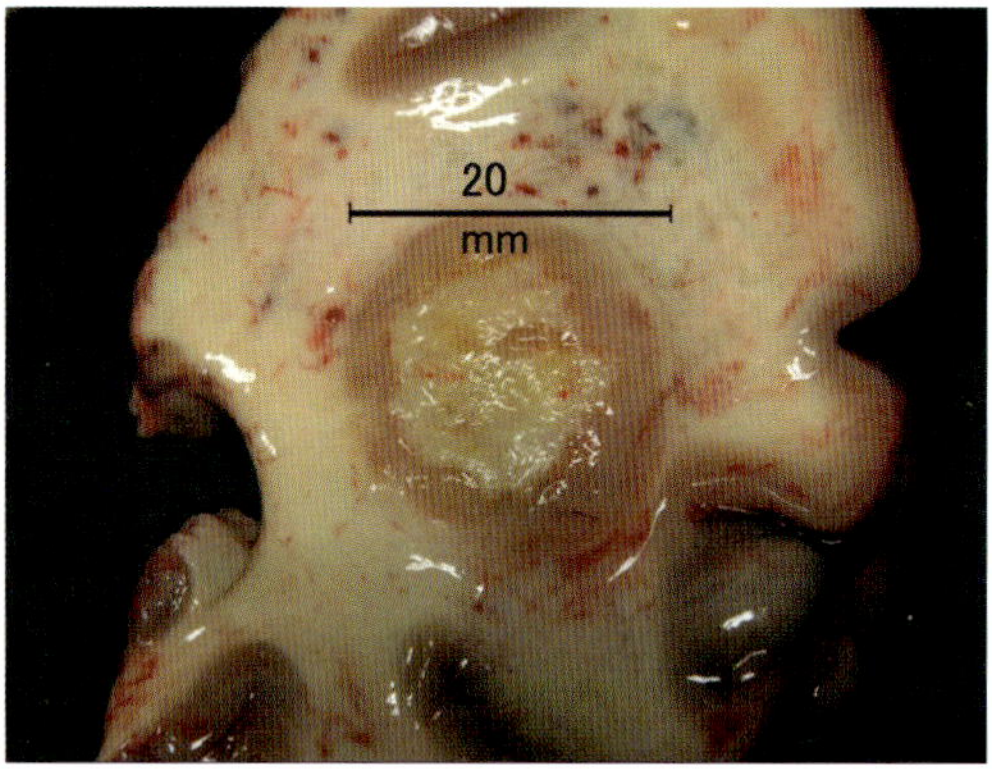

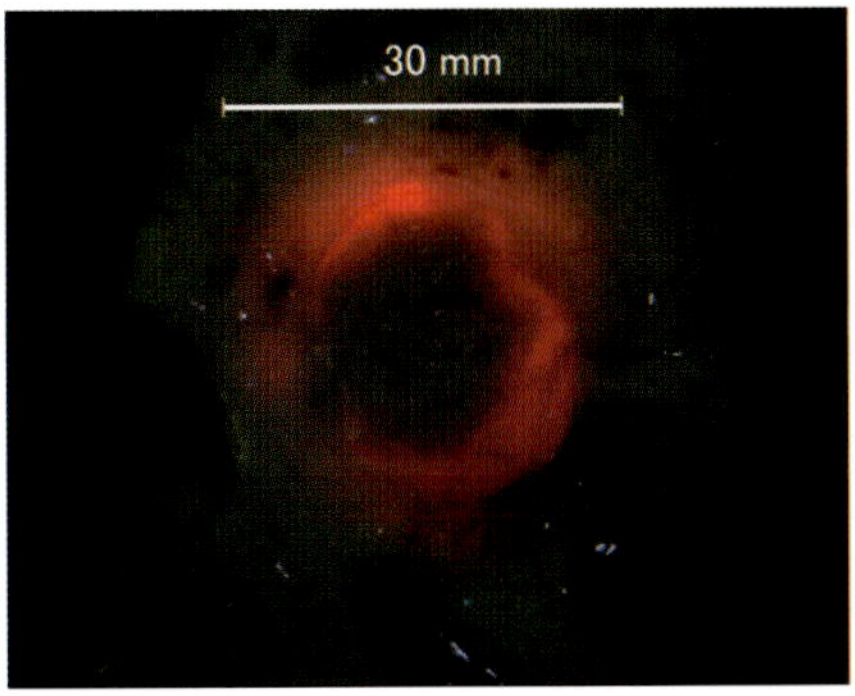

▷写真⑾：蛍光診断（ＰＤＤ）でPpIX の赤い蛍光の見られる部分が脳腫瘍。中心は壊死部分、腫瘍の大きさは約三〇ミリ。

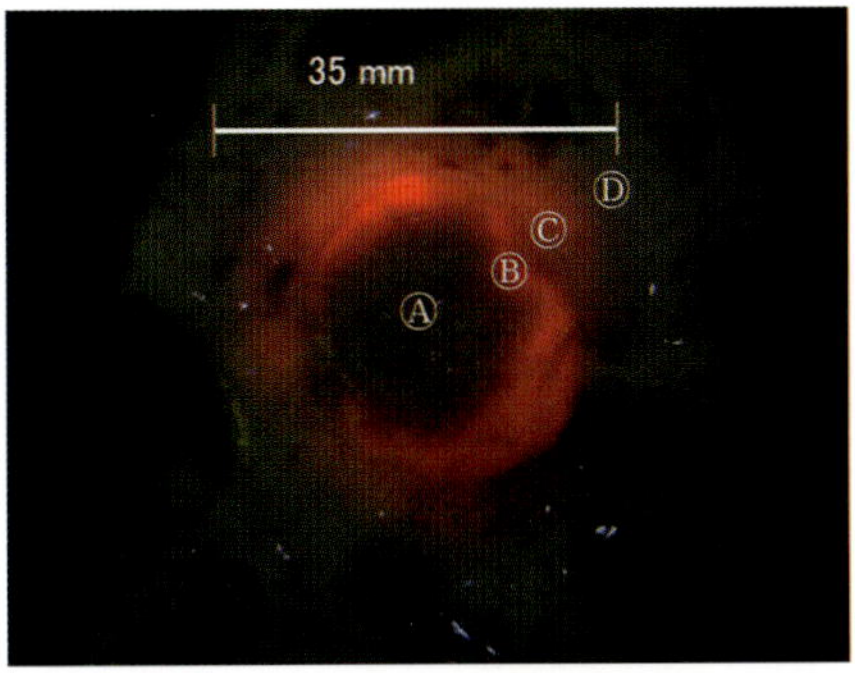

▷写真⑿：スペクトルで腫瘍を計測、腫瘍の大きさは約三五ミリ。Dの部分は肉眼で赤い蛍光は認められないが、スペクトルでは PpIX の蛍光が計測できる。

各種の計測法腫瘍の大きさを比べるとスペクトル分析による計測がもっとも大きく測れる。

最近多くの施設で、術後の脳腫瘍の取り残しを避けるため、手術中にリアルタイムで判断出来るように MRI を設置しているが、悪性脳腫瘍に関する限り、取り残しを判断するのは手術中の MRI よりも ALA-PDD が優れていることがわかる。

確実な診断のためのスペクトル分析

◁写真⒀：摘出標本に青紫色の光を当てて腫瘍を光らせている。腫瘍の中心部のAからEまでの五カ所からスペクトル分光器でPpIX の蛍光の量を測り、その場所の病理組織との関係を調べた。

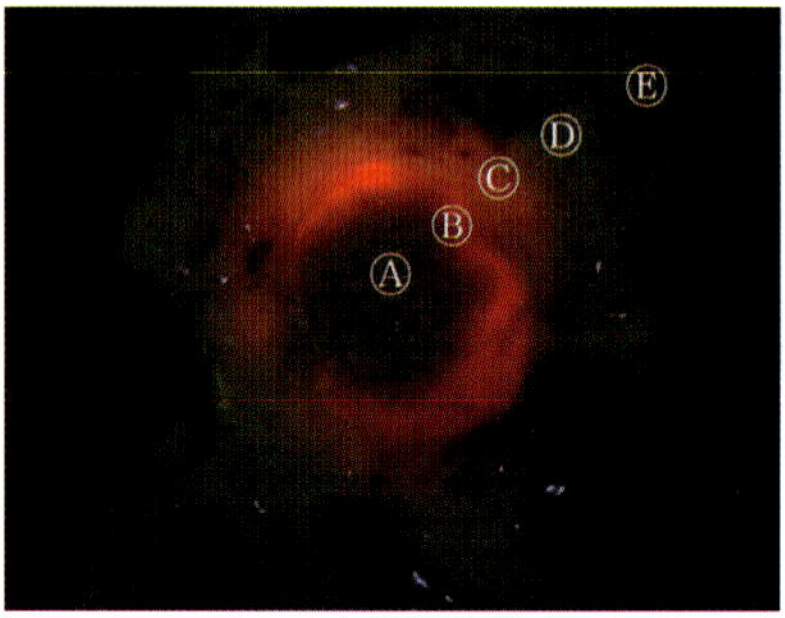

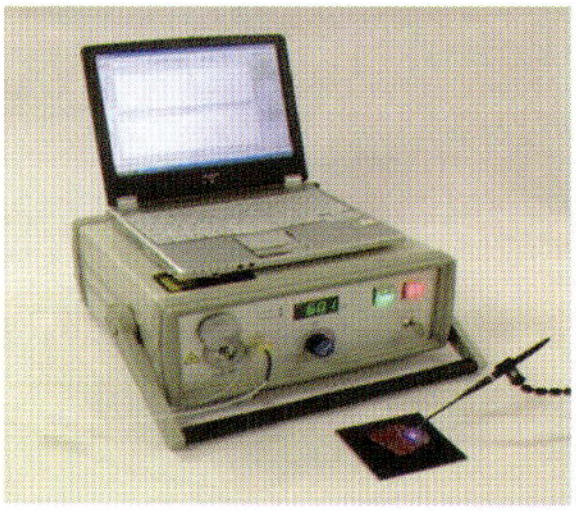

△写真⒁：レーザー光の発光機とスペクトルパターンを計測する分光器

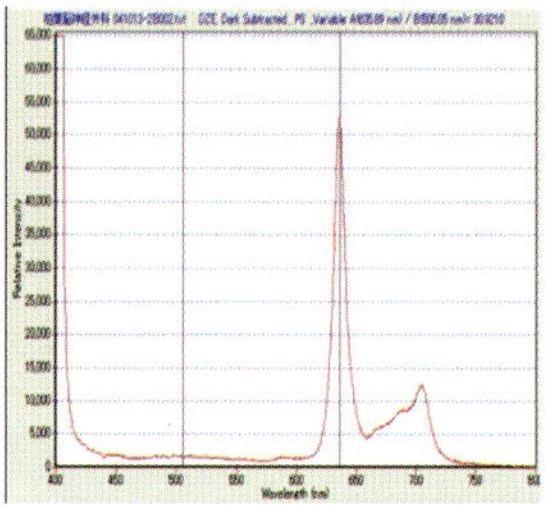

△写真⒂：PpIX のスペクトルパターン、六三五ナノメートルにピークがある。

◁写真⒃A〜E：各部位のスペクトルと病理組織

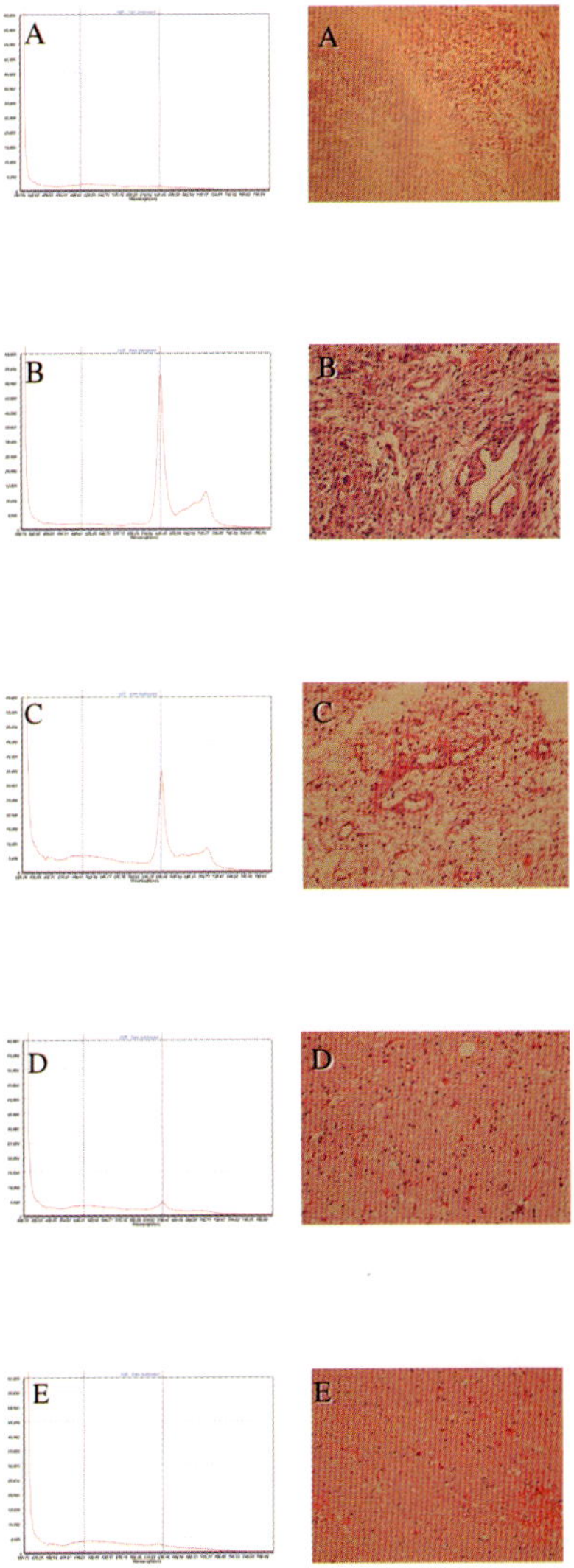

A：スペクトルでPpIXのピークはなく、組織は壊死組織を示してる。
B：スペクトルでPpIXのピークが最も高く、組織は腫瘍本体で、最も活動性の高い像を示している。
C：スペクトルで高いピークがあり、組織は腫瘍を示している。
D：スペクトルで低いピークがあり、正常組織の中に混在した腫瘍組織を認める。
E：PpIXのピークはなく組織は正常脳組織を示している。

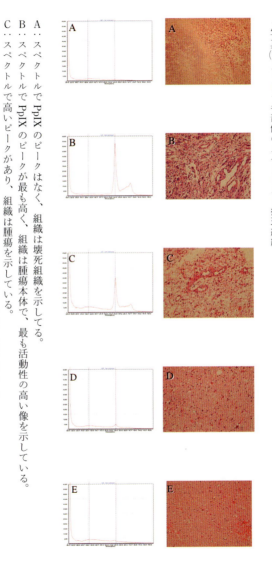

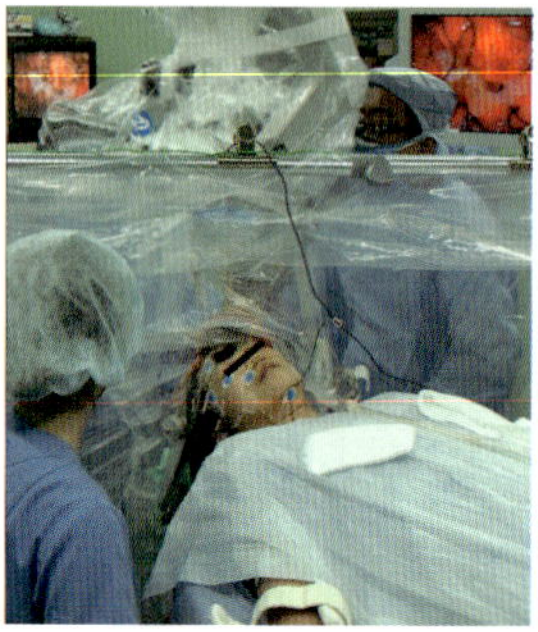

(a)

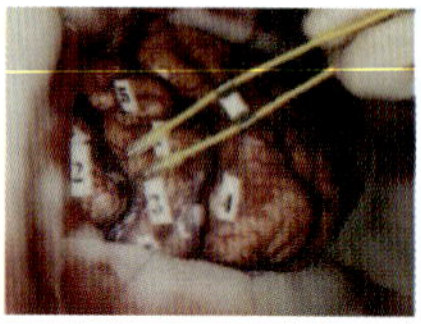

(b)

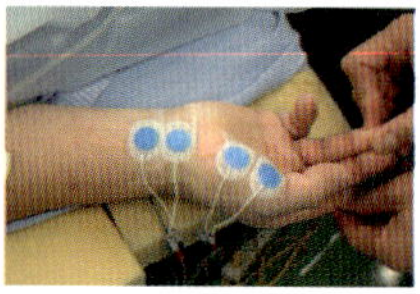

△写真（17）：局所麻酔による覚醒下開頭術の風景。
写真の上側が手術顕微鏡と手術者、患者さんは頭の手術を受けながら手を握ったり、言葉を話したりしている。
（a）の写真が脳の表面を電気刺激しているところ。（b）は呼応する筋肉につけた電極。

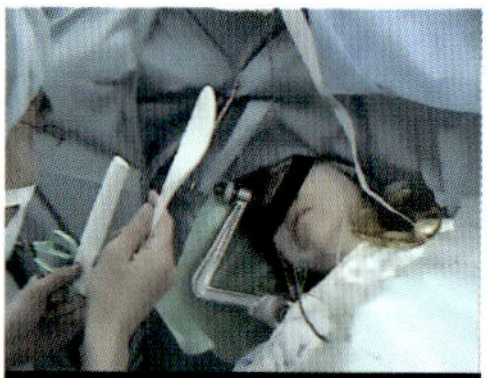

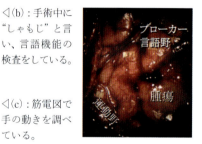

◁(b)：手術中に“しゃもじ”と言い、言語機能の検査をしている。

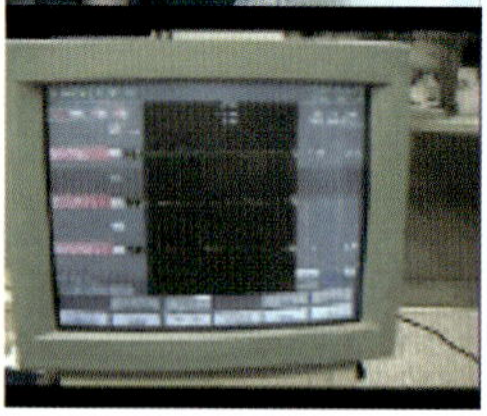

◁(c)：筋電図で手の動きを調べている。

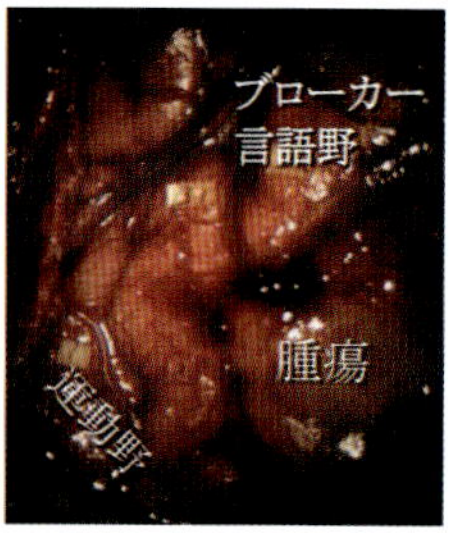

△(a) 手術野の表面

△写真（18）：手術野、腫瘍の近傍に言語と運動の中枢がある。
患者さんに絵を見せて名前を言ってもらったり、文章を復唱してもらって言語中枢を、また筋電図で運動中枢の場所を同定している。

脳の「がん」に挑む3つの新技術

――悪性脳腫瘍治療のための光線力学療法――

はじめに

脳腫瘍という言葉には、「不治の病」というイメージがつきまといます。

昔の小説などでは、美人薄命の象徴としてこの病気が使われることがありましたし、またドラマでも主人公が病死する場合のインパクトの強い病名としてよく使用されてきました。そしてそのパターンは決まって、頭痛やけいれんが起きて倒れ、場合によっては幻覚や幻聴が起き、精神的にもおかしくなって、やがて意識がなくなり、死に至る、というものです。

確かにこれらは、脳腫瘍によって起きる症状の一部ではありますが、フィクションの世界でのこのような画一的な扱われ方は、脳腫瘍という病気を必要以上に「恐いもの」として印象づけたように思います。

脳腫瘍は、一般に考えられているほど恐ろしい病気ではありません。死に至るような悪性の腫瘍は、脳腫瘍全体の三割程度で、その他は良性です。良性腫瘍の場合、できた場所によっては体の機能にさまざまな障害が起きることがあり、そのようなときには手術で取り除きます。腫瘍すべてを切除することができれば病気は完治しますし、場合によっては腫瘍の一部分を取り除くことで、その後の人生を楽しく元気に生きることができます。もちろん脳の手術は非常に難易度が高いのですが、優秀な術者であれば全摘は不可能なことではなく、取れば治る良性腫瘍は比較的単純なものといえます。

しかし、悪性の場合はまったく異なります。悪性脳腫瘍とは、脳にできた「がん」のことです。

良性の腫瘍は、オデキやイボのようにムクムクと生えたものですが、がんは正常の細胞の中に潜り込んでいきます。生えたものはそれを切り取ることができますが、吸い取り紙にインクを垂らしたように、脳の正常な組織の中に染み込んでいくがんは簡単には切り取ることができません。なぜなら、がんの部分を切り取ることは脳そのものを切り取ることになり、脳のその部分が司る身体や精神の機能に大きな障害が出るからです。しかし一方で、腫瘍の九五％以上を切除できなければ生存率が非常に悪い、というデータがあります。

がんに侵された範囲をできるだけ正確に把握し、なるべく術後に障害を起こさないよう、しかし取れるぎりぎりのラインまで切除すること。さらに、障害を考えて切除できない部分や、脳の深部にあるがんに対しても、何らかの方法で治療を行うこと。悪性脳腫瘍を専門とする脳神経外科医として長い間、この難題に取り組んできました。

三〇年以上前、あるきっかけで知った光線力学という方法に小さな光を見つけ、電子工学や病理学、栄養学、生化学、化学、薬学、光学など、さまざまな分野の研究者の方たちと協力しながら、悪性脳腫瘍に対する治療方法を少しずつ確立してきたのが、光線力学療法です。光線力学療法とは、特殊な薬剤とレーザーを使用してがん組織を正確に診断し、直接レーザーをがんに照射して死滅させる新しい治療方法です。

さらに手術後の障害を可能な限り少なくするためには、脳の機能をチェックしながらの手術が不可欠であるという観点から、全身麻酔をかけず、手術中に患者さんと話をしたり、手足を動かしてもらって脳の働きを確認しながら行う、局所麻酔による覚醒開頭手術も行っています。

ずっと取り組んできたこれらの治療法や使用する薬剤が二〇一三年から二〇一四年にかけて、厚生労働省に認められ、保険収載もされたことにより、今後はより多くの患者さんに役立つのではないかと期待しているところです。

本書では、非常に簡単で結果も明快な「光線力学療法」の原理やしくみ、実際の手術における治療方法、さらにこれらと組み合わせた覚醒下での開頭術の有効性やデータなどを紹介するとともに、常に生と死がせめぎ合う現場にいる医師として、病気や治療の捉え方、また患者さんとの触れ合いについても、心の向くままに記してみました。

現在、悪性脳腫瘍に取り組んでいる医療者、そして患者さんご自身やご家族、また脳腫瘍という病気に興味を持った方々など、一人でも多くの方に、この簡潔、明快で効果的な診断、治療方法をぜひ知っていただき、脳腫瘍という病気の啓蒙や治療に役立てていただければと思います。

二〇一五年　早春

柏葉脳神経外科病院　理事長・院長　　金子貞男

もくじ

※本書は二〇〇七年に株式会社悠飛社から出版した『「悪性脳腫瘍手術」最前線』に新しい知見を加え、全面的に改訂したものです。

第一章　脳腫瘍というもの

脳腫瘍とは

脳腫瘍概論

最近ではメディアなどで脳神経外科の手術が取り上げられることが多くなり、脳腫瘍という言葉も頻繁に耳にするようになりました。しかし、その病気の実態は、あまり紹介されていないように思います。そこで、まず初めに脳腫瘍とは実際にどのような病気なのかを、簡単に説明しておきたいと思います。

脳腫瘍とは文字通り、「脳に生じたできもの（腫瘍）」のことです。

頭蓋骨の中身を脳といい、脳にできたできものは、すべて脳腫瘍と呼ばれます。これらの腫瘍は、神経や神経を支える細胞、血管、髄膜などから発生し、その細胞の性質や形によって細かく分類されています。

脳腫瘍には良性と悪性があり、一般的に、脳組織そのものに発生する腫瘍は悪性が多く、脳組織の外側に発生する腫瘍は良性が多い、という傾向があります。

また脳腫瘍には、頭蓋内の組織から発生した「原発性脳腫瘍」と、脳以外の身体の部分で発生したがんが脳に転移した「転移性脳腫瘍」があります。原発性脳腫瘍には良性も悪性もありますが、転移性脳腫瘍は当然のことながら、すべて悪性です。また原発性脳腫瘍は、体の他の部分に転移することはほとんどありません。

脳腫瘍には、良性と悪性、両方の腫瘍が含まれるため、「脳のがん」とはいいません。悪性の脳腫瘍の場合も「脳のがん」という言い方はしませんが、生物学的な特徴や治療の方法からいって、悪性脳腫瘍に限っては便宜的に「脳のがん」といって差し支えないと思います。

日本人の場合、原発性脳腫瘍患者は年間に二万人程度発生するといわれています。人口十万人あたり一四人程の発生率で、比較的稀な病気です。最も多いのは神経膠腫（グリオーマ）と呼ばれるもので脳腫瘍全体の二八・三％を占め、次が髄膜腫で二四・四％、下垂体腫瘍一九・二％、神経鞘腫と続きます。神経膠腫のうち悪性のものは、約六〇％を占めるといわれています（「悪性脳腫瘍について」一二三頁参照）。

脳腫瘍の症状

脳腫瘍の症状には、大きく分けて二つあります。

一つは、腫瘍が頭蓋内を占領して内圧が高くなるため発生する「頭蓋内圧亢進症状」です。お腹や顔に腫瘍ができれば、お腹が膨れたり顔が腫れたりします。しかし脳の場合、頭蓋骨という硬い骨に囲まれているので、頭蓋骨の中に腫瘍ができても骨は膨れず、脳が圧迫されて内部の圧が高くなります。この状態を頭蓋内圧亢進といいます。

頭蓋内圧亢進症状には、頭痛、嘔吐、眼底が腫れることによる視力低下などがあり、頭痛、嘔吐ははじめ朝方が多いのが特徴ですが、進行するにつれて持続するようになります。また、頭蓋内圧が高くなることにより脳ヘルニアが起き、ものが二重に見えたり呼吸や意識の障害が出て、命に関わります。

もう一つは腫瘍ができた部位によってさまざまな形で現れる「脳局所症状」です。

脳局所症状は、腫瘍の発生した部位や腫瘍で圧迫された部分の脳の働きが傷害されて起きるもので、手足の麻痺、感覚や言語、視野の障害、痙攣（症候性てんかん）発作などさまざまです。腫瘍が脳下垂体に発生した場合は、ホルモン分泌異常による無月経や乳汁分泌、顔つきや手足が太くなる末端肥大症が現れたり、また聴神経に発生すると耳鳴りや難聴が起きます。この脳下垂体腫瘍は厳密には内分泌腫瘍に分類されますが、脳の一部に発生することから一般的には脳腫瘍としても扱われます。

これらの症状は良性の場合はゆっくり進行しますが、悪性の場合は急激に悪くなります。これはすなわち、良性腫瘍の成長は遅いが、悪性腫瘍は瞬く間に大きくなる、ということを端的に表しています。逆にいえば、成長が早いから悪性腫瘍だということになります。

コラム①　脳腫瘍では、なぜ朝に頭痛が多いのか

脳腫瘍では、頭蓋内圧が高くなる頭蓋内圧亢進症状により頭痛が起きることがあります。この頭痛は朝方に多いのが特徴ですが、その理由にはさまざまな説があります。

脳の血管は、血液の中の炭酸ガス濃度（ＣＯ2）が上がると拡張する性質があります。深夜、ぐっすり眠っていると呼吸が浅くなり、血液中の炭酸ガスを肺から十分に排泄できず、血液中の炭酸ガス濃度が高くなります。これは正常なことで健康に害はありませんが、脳腫瘍の患者さんの場合、元々頭蓋内圧が高くなっているため、血液中の炭酸ガ

ス濃度が高くなって血管が拡張し血液の量がいつもより増えると、頭蓋内圧がさらに高くなります。そのため脳腫瘍の患者さんは、朝方に目が醒めて頭痛が出るといわれています。

起きて深呼吸をすると、血液中の炭酸ガス濃度が低くなり血管の拡張も元に戻って、頭痛が少し軽くなるかもしれません。

脳腫瘍の治療

脳腫瘍の治療は、腫瘍の部位や大きさ、その悪性度などによって決められ、多くの場合は手術で腫瘍を取り除きます。

良性脳腫瘍では、大切な神経や大きな血管などを巻き込んでいる場合の手術は非常に難しいのですが、すべてを取り除くことができれば完治する場合が多くあります。良性腫瘍の中にもたちの良いものと少したちの悪いものがあり、たちの良いものの場合では、手術後の五年生存率は九〇%以上になります。

一方、悪性脳腫瘍（脳にできたがん）の場合は、体の他の部分にできたがんと同じように、手術で取り除ける部分を取り除いた後、抗がん剤や放射線などを組み合わせた治療を行います。しかしその効果は、初めの手術で腫瘍をどれだけ取ることができるかにかかっており、悪性の腫瘍の場合、全体の九五％から九八％以上を取らなければ、何も取らないときと五年生存率は変わらないといわれています。

最近の研究では、悪性腫瘍の治療方法として、光線力学療法、温熱療法、中性子療法、免疫療法などの効果が期待されています。また腫瘍の種類によって、ホルモン療法やサイバーナイフなどが使用されることもあります。

最近では脳ドックの普及などにより、小さな腫瘍が見つかることも増えています。非常に進行が早い場合は、悪性の可能性があるのですぐに治療が必要ですが、ゆっくりと大きくなる良性の場合、腫瘍のある場所や進み方、患者さんの年齢などによって、治療をするかしないか、またその方法を、主治医とよく相談することが大切です。

悪性か良性か

悪性か良性かの診断は、脳の組織を専門の病理学者が顕微鏡で見て確定する病理組織診断によって行います。脳腫瘍の分類は他のがんとは大きく異なり、一般にはⅠからⅣのグレードに分けます。このグレードを腫瘍の悪性度といい、グレードⅠ・Ⅱのものを良性とし、グレードⅢ・Ⅳのものを悪性としています。但し、グレードⅡの場合でも悪性脳腫瘍として扱うこともあります。

悪性か良性かを含めた腫瘍の性質は、ＭＲＩなどの画像でその形やでき方を見れば、八割がた判断することができます。また腫瘍がある場所によって、どのような症状が出るかということも想像できます。しかし悪性か良性かを見極める目安の一つは、腫瘍が大きくなるスピードにあります。腫瘍は良性であれ悪性であれ、大きくなります。その速さをダブリング・タイムと呼び、どのくらいのスピードで倍の大きさになるのかが、腫瘍の悪性度を判断する大きな目安になります。

ＭＲＩなどの画像で良性だと判断した患者さんの場合は、二カ月後か三カ月後に再度Ｍ

ＲＩを撮って大きさの変化を比較します。大きさの変化がほとんど見られないことを指摘して説明することで、患者さんも納得して良性腫瘍としての治療に取りかかることができます。

悪性であるがん細胞は、正常細胞や良性腫瘍の細胞の増殖速度とはまったく異なり、ものすごい勢いで増え、どんどんと大きくなります。分裂を繰り返すがん細胞は、一般に二十四時間から三十六時間で分裂するといわれています。がんの固まり一ＣＣの中には、約十の九乗個（一億個）の細胞があります。がん細胞の総ての細胞が常に分裂しているわけではありませんが、一億個の細胞のうち例えば一〇％～二〇％（一千万～二千万個）が分裂する状態と、ほとんどが分裂しない状態とを比較すると、がんの大きさは数日で二倍になります。がんの成長がいかに早いかが分かります。

がんの増殖する能力を示すには、MIB-1index（ミブワン・インデックス）という指標がよく使われます。この指標が大きいほど、細胞の増殖脳が高いことを表し、より悪性であることを表します。

細胞が分裂するためには、きちんと血管が張り巡らされ、酸素も栄養も行き届く状態であることが必要です。しかしがん細胞の場合、分裂が早く、血管ができるまえに分裂が起きてしまうため、中心の部分は血液が行き渡らずに壊死します（ネクローゼ）。そのため実際に活発に活動し分裂している細胞は、それほど多くはないと考えられますが、それでも他の細胞に比べれば、非常に速く大きくなるのが特徴です。

良性脳腫瘍について

最近では、脳ドックが非常に普及してきました。

以前は、頭蓋内圧亢進症状や脳局所症状など、何らかの自覚症状が出て初めて検査を受け、腫瘍が見つかる、という場合がほとんどでしたが、最近では、脳ドックのお陰で、なんの症状もない小さな脳腫瘍が見つかる、ということも多くなっています。

検査で脳腫瘍が見つかったら、専門医の診断を受けた上で、きちんとした検査を行い、良性か悪性か、腫瘍のある場所（さまざまな脳の機能に影響するかどうか）、腫瘍の大きさをしっかりと見極めることが重要です。

もし腫瘍が悪性の場合は、一刻も早い正確な診断と治療が必要です。腫瘍の出来た場所やその大きさに関わらず、悪性腫瘍を対象とした治療を行わなければなりません。

一方、悪性度が低グレードのⅠまたはⅡの良性腫瘍の場合、ピンからキリまでさまざまなタイプがありますが、共通しているのは「成長の仕方が比較的ゆっくりであり、かつ転移をしない」ということです。

良性腫瘍の治療判断と方針には、腫瘍の性格、出来た場所、ダブリング・タイムによって、さまざまな選択肢があります。大切な機能に障害が出る場所にあるものや、実際に自覚症状が起きている場合には、比較的早い時期の治療が必要ですが、そうでないものについては、必ずしも治療や手術を急ぐものではありません。

良性腫瘍の場合、治療をするのかしないのか、するとしたらいつするのか、という選択を考え、医学的な情報と患者さんの人生設計とを組み合わせ、お互いに納得し合った上で、治療の計画を立てることが大切です。

私自身は「病気を治療する」ことの判断は、患者さんが天寿を全うするまでのＱＯＬ（生活の質）に何らかの支障が出るかどうか、生活上の阻害因子になるかどうか、ということで決まるのではないかと思っています。たとえ脳の中に腫瘍があっても、もし寿命までに生活上なんの影響も出ないなら、無理に治療をする必要はないと思います。これは高齢者でも若い方でも、同じことです。

二つほど、例をあげてみましょう。

たとえば、八〇歳のおばあさんがたまたまMRIを受けて、心身の機能にはなんの支障もない小さな脳腫瘍が見つかったとします。この脳腫瘍が、一〇年後に一・五倍にしかならず、たとえ二〇年後に三倍になったとしても、支障が出るとは思えない場所にあるとしたら、わざわざ脳腫瘍摘出の手術をする必要があるでしょうか。脳腫瘍そのものの問題より、八〇歳という高齢の患者さんへの全身麻酔のリスクや、手術に耐える体力のリスクなどの方が、大きくなってしまうのではないかと思います。

患者さんが若い場合でも、考えかたは同じです。

一〇歳の子供が、脳の中に小さいイボのような腫瘍が見つかったとします。最も大きな問題は、その腫瘍がどこにあって、どの程度大きくなるか、ということです。腫瘍が手足を動かす機能や言語中枢、脳幹などのそばにあるか、ダブリング・タイムはどのくらいか。もし、心身の機能にはあまり関係がない場所で、一〇年間で二倍の大きさになる程度のスピードなら、まだ脳も心身も発達段階である一〇歳で手術をするよりは、成長して大人の脳になった後、時間があるときに手術をすればいい、と考えています。

もちろん治療の方針を決める際には、本人や家族とじっくり話し合うことが大切です。

現在から一〇年後、二〇年後の状況などを十分に説明した上で、人生設計も含めて一緒に考えるべきだと思います。ただし、どのような場合でも、経過を観察し続けるための定期検診だけは、きっちりと受けていただくことが重要です。

治療をせずに腫瘍と共に生きることを選択した患者さんには、私はいつも、定期検診の時以外は腫瘍があることなど忘れて人生を思い切り楽しんでください、ということにしています。

悪性脳腫瘍について

悪性脳腫瘍とは、悪性度が高グレードのⅢまたはⅣの腫瘍のことをいいます（グレードⅡでも状態によって悪性と考える場合があります）。

脳にはさまざまな細胞があります。腫瘍には、どの細胞から発生したかによって非常に細かく名前がつけられており、それぞれに良性のものと悪性のものがあります。

脳の中で最も数が多いのはグリア細胞で、脳の神経細胞に栄養を与える役割を果たしています。このグリア細胞から発生した腫瘍をグリオーマ（神経膠腫《しんけいこうしゅ》）といいます。グリオーマの中でも、グレードⅠ・Ⅱのものを良性グリオーマ（良性神経膠種）、グレードⅢ・Ⅳのものを悪性グリオーマ（悪性神経膠種）と呼びます。

グレードⅢのグリオーマには退形成性星細胞腫（アナプラスティック・アストロサイトーマ）、最も悪性度の高いグレードⅣのグリオーマには膠芽腫《こうがしゅ》（グリオブラストーマ：ＧＢＭ）という名前がついており、すべての脳腫瘍の中でも非常に予後が悪く、厳しいものとされています。

日本での膠芽腫（グリオブラストーマ）の患者さんのデータでは、平均生存日数は一年半以内がほとんどで、平均五年生存率は一〇％以下になっています。

悪性脳腫瘍の標準的な治療方法は、他のがんと同様、手術・放射線・化学療法（抗がん剤）の三種類です。グリオブラストーマの場合、一九八〇年のデータで生命予後を見ると、手術のみでは一六週、手術後に放射線を使用すると三七週、さらに抗がん剤を使用した場合にはそれに約一一週上乗せできる、という結果が報告されています。

これは三〇年以上前のデータですが、現在でもこの結果そのものはほとんど変わっていません。しかし最近ではこれらの方法に加えて、光線力学医療などの新しい方法を使用し、患者さんのＱＯＬをできる限り良くし、かつ生命予後を伸ばす治療が行われています。

また、脳腫瘍に対する二種類の新しい抗がん剤（テモダール／ギリアデル）が開発され、若干の延命効果（平均二ヵ月ほど）が期待されていますが、完治をするには至っていません。

悪性の脳腫瘍が体の他の部分にできたがんと違うのは、その場所が「脳」である、ということです。脳は私たちの体や精神を司る機能が、すべて詰まっています。手術でがんを摘出するにしろ、放射線をかけるにしろ、悪いところを全部取ればいい、脳すべてに放射線をかければいい、というわけにはいきません。

消化器系や肺のがんなどでは、がんの周囲を大きめに切り取ることも可能です。放射線をかける場合も同様です。しかし脳の場合、手術も放射線も最小限にしかできません。もし必要以上に切除すれば、心身の機能に大きな影響を与え、たとえ生存していても放射線の影響で脳が萎縮し、痴呆状態になったり身体的に寝たきりであったり、ということになってしまいます。

このような治療の上での限界が、悪性脳腫瘍の治療効果が上がらず、生存率が長年改善されない、大きな原因となっています。

コラム② 悪性脳腫瘍の一般的な治療について

悪性脳腫瘍の治療について、ここで少し詳しく説明しておきたいと思います。

病気にはさまざまな治療方法がありますが、科学的根拠に基づいて治療効果が判断され、現在行うことができる最良の治療方法のことを「標準治療」といいます。悪性脳腫瘍の標準治療は、①手術による摘出、②放射線治療、③化学療法（抗がん剤治療）の三つを組み合わせた治療です。この治療方法は、長い間多くの患者さんに対して行われて効果は確認されていますが、それでも悪性脳腫瘍を完全に治すのは難しいのが現実です。悪性脳腫瘍の中で最も悪性度の高い膠芽腫（グリオブラストーマ）では、平均生存日数一年六カ月、一年生存率六〇％、二年生存率二五％、五年生存率一〇％で、すべてのがんの中でもっとも予後が悪いといわれています。これは、膠芽腫と診断された患者さんの大部分が、次の年の誕生日を迎えることができないことを意味します。患者さんの想い、見守る家族の落胆を考えると、何ともいえない気持ちになります。

①手術による摘出

がんの治療では一般に、すべてのがんを摘出（全摘出）できない場合には手術の意味がなく、手術適応はないとされます（「全摘出」とは、正常の組織に浸潤したがんを含め、正常組織の一部も一緒に取り出すことをいいます)。

脳にできた悪性脳腫瘍の場合、正常脳も含めた腫瘍の全摘出は根本的に不可能で手術不能と思われがちですが、多くの研究の結果、九五〜九八%以上の腫瘍が摘出できれば生存日数が増えるという報告がなされました。しかし、九五%〜九八%以上の腫瘍が摘出できても、手足の麻痺や言語障害、意識障害などの障害が残っては何にもなりません。ですから、悪性脳腫瘍の手術の目的は「最大限の摘出で最小限の手術合併症(手術後の障害など)」です。そのためには、後に述べるALA蛍光診断や覚醒手術を含めた脳機能マッピング(第二章参照)、ニューロナビゲーション(現在手術している場所とMRI画像を組み合わせて表示するシステム)などの発展が不可欠です。

②放射線治療

手術ですべての腫瘍を摘出できるならば放射線治療は必要ありませんが、がんは正常の脳にも浸潤しています。その浸潤した部分の治療をするのが放射線治療です。悪性脳腫瘍の場合は一般に、放射線量で六〇Gy(グレイ)を照射します。造影MRIで放射線をかける部分を決めながら、一日に二Gyの放射線をかけるため、六〜七週間かかります。

現在では、放射線単独での治療より、化学療法（抗がん剤）と組み合わせた方が効果が大きいことが分かっています。

③化学療法（抗がん剤治療）

悪性脳腫瘍の抗がん剤は、この数年間で多くの薬剤が研究開発されています。

●テモゾロミド（TMZ：商品名テモダール）

代表的な薬剤がテモゾロミド（TMZ：商品名テモダール）です。この薬剤は特に、放射線治療と併用した治療で大きな効果が期待でき、その治療方法をStuppレジメといいます。手術後、放射線治療単独療法の場合は生命予後が平均一二カ月だったのに比べ、Stuppレジメでの治療では一五カ月となり、改善が見られました。

●ベバシズマブ（血管新生阻害剤：商品名アバスチン）

悪性脳腫瘍は発育が早いため、酸素や栄養を正常細胞よりも多く必要とします。そのため悪性脳腫瘍細胞の周囲には、酸素や栄養を供給するためのたくさんの血管を張り巡らす必要があり、血管促進因子という物質が強く出ています。ベバシズマブは、この因子の働きを悪くし、腫瘍の血管を作らせないようにする薬です。つまり、悪性脳腫瘍細胞を兵糧攻めにするわけです。Stuppレジメと共に使用することで、治療の上乗せ効果があることが証明されています。

●カルムスチン脳内留置用剤（商品名：ギリアデル）

これは、腫瘍細胞を殺す薬であるカルムスチンをウェハースのようなものに染み込ませ、脳の取り切れなかった悪性腫瘍の部分に直接乗せて、残った腫瘍細胞を殺す薬です。有効性が証明されています。

●その他

このほか、免疫療法やNovoTTF治療などが研究されていますが、日本ではまだ科学的評価に基づいた評価はされていません。

悪性脳腫瘍に関しては、今も多くの研究開発が行われています。残念ながら完全に治すには至っていませんが、このように生命予後を長くする方法はあります。これらの治療は、どれもそれぞれ長所短所があり、また副作用もあります。それらを十分に考慮し、いかにに副作用を少なくして最大限の効果を上げるかを考えていく必要があります。

原発性と転移性

脳腫瘍には、脳、髄膜、下垂体、血管などの頭蓋内の組織からできた原発性脳腫瘍と、体の他の部分にできたがんが頭蓋内の組織に転移した転移性脳腫瘍があります。原発性には良性腫瘍、悪性腫瘍の両方がありますが、転移性の場合はがん細胞が他から転移してきて脳で大きくなるため、すべてが悪性です。

脳で発見された腫瘍が原発性であるか転移性であるかは、がんの既往歴やＭＲＩなどで造影剤の効果や、その形と脳の中に浸潤している様子を見れば、大方は判断することができます。

原発性の脳腫瘍は、脳の細胞から発生したものなので、組織の中に細かく入り乱れた形で進行していきます。ところが体から脳に転移してきたがんの場合、がん細胞は血液によって運ばれてくるので、必ず血管のどこかで引っかかって増えていきます。そのため、脳の組織とがんの境界が比較的明確で、丸い形に大きくなります。

体のがんよりも先に、転移性の脳腫瘍が発見される場合もあります。

がん細胞には、発生した場所によってそれぞれの顔があります。脳が原発のがんであれば脳のがんの顔をしているので、脳で見つかったがん細胞がそれ以外の顔をしていれば、これはどこか体の他の部分から転移してきたものだということがわかります。その場合はがんの治療をすると同時に、検査をして転移元のがん（原発巣）を捜しますが、転移性脳腫瘍の場合、その原発巣の半数以上が肺がんです。脳に転移しやすいがんは肺がんが最も多く、全体の六〇％を占めます。次いで消化器系がんが一六％、乳がんが一一％、泌尿器系がん六％などとなっています。

脳にはリンパ液がないため、がん細胞は血液によってのみ、脳に運ばれます。

心臓から出た血液は、体中の動脈から毛細血管の先端まで流れ、新鮮な酸素を供給すると共に、二酸化炭素や老廃物などを受け取り、静脈を通って心臓に戻ります。心臓に戻った血液は肺を循環して二酸化炭素を捨て、十分な酸素をもらって心臓に戻り、また全身に行き渡ります。

体のどこかで血液中に入り込んだがん細胞は、肺循環の際に肺に引っかかり、肺にがんを増殖させます。そして肺にできたがんのがん細胞が心臓を通り、新鮮な血液と共に脳に来ます。このため、脳に転移性のがんが見つかった場合、そのほとんどの患者さんの肺にがんがある、といわれています。たとえ脳に転移したがんを治療しても、結局は肺がんや他の部分のがんで亡くなるということも多く、結果的に転移性脳腫瘍の生命予後は非常に悪いということになります。しかし最近では、抗がん剤の治療効果も非常に改善され、脳の転移巣を治療することによってＱＯＬが改善し、長期間生存される患者さんも多くなっています。

原発性の場合は、悪性であっても体の他の部分に転移することは九九％ありません。他の体のがんの場合、患部を切除したとしても、血液やリンパ液からの転移の可能性がないとはいえないので、抗がん剤を使用した全身的な治療が必要です。しかし脳のがんの場合、原発性であれば他の部分への転移がほとんどないため、とにかく、その部分のがん組織さえ完全に切除、または死滅させることができれば、治癒率や生存率を上げる可能性があります。これは局所的な治療が非常に有効であるということで、原発性悪性脳腫瘍の治療方法を考える上で重要な要素だと思われます。

脳腫瘍のできるわけ

脳腫瘍が発生する原因は、残念ながらまだはっきりとは解明されていません。しかし、他の腫瘍やがんと同様、遺伝子が関係していることは確実だと考えられています。

人間の体は約六〇兆個の細胞で成り立っていますが、それらはすべて精子と卵子から始まります。

精子と卵子が結合して一つの細胞になり、分裂を繰り返していく過程で、この細胞は脳に、この細胞は筋肉に、この細胞は手に、という指令が届き、それによって体の各組織が出来上がっていきます。そして、ある程度の大きさまで分裂すると細胞は自分から死んでいきます。これをアポトーシス（プログラムされた細胞死）といい、正常の細胞は二〇～五〇回ほど分裂するとアポトーシスを迎えるよう、細胞の遺伝子情報によって決められています。

ところが何らかの原因でこの遺伝子情報が傷つけられると、元々持っていたさまざまな遺伝子情報を正しく伝えることができず、延々と分裂を繰り返すことになります。例えば脳になる細胞に、この大きさになったら止まること、という遺伝子情報が正しく伝えられていなかったら、どんどん分裂し、いくらでも大きくなってしまいます。

このように腫瘍やがんは、細胞が成長する際に伝えられるべき遺伝子情報が正しく伝えられなかったため、細胞が暴走して起きる病気です。遺伝子の病気には、親から子供に遺伝する病気、というイメージがありますが、がんや腫瘍はこれとはまた別の意味で、遺伝子が原因となって起きる病気であるということができます。

現在のがん治療で行われている遺伝子治療は、遺伝子を利用してがん細胞をやっつけてくれる細胞を増やす、という間接的な方法です。傷ついたり暴発したりした細胞を遺伝子で組み替えることができれば直接的ながん治療になるのですが、残念ながら、このような治療方法の研究は行われているものの、まだ臨床に使えるまでにはなっていません。

コラム③　悪性脳腫瘍も生活習慣病の一つ？

脳腫瘍の場合も一般のがんの発生と同様、その発生はゲノム（すべての遺伝子情報）の異常によると考えられています。

ヒトの遺伝子約二万個のうち約三％ががんの発生に関わっているといわれています

が、がん細胞が出来上がるまでには多くの段階を踏まなければなりません。正常の脳細胞が異常を起こす原因は解っていませんが、胃がんにはピロリ菌が関与し、またアルコールやタバコ等は多くのがんの発生に関係しており、これらの生活習慣などが要因となって遺伝子に傷が付き、がんになるといわれています。

そういう意味では、脳腫瘍もがんも生活習慣病の一つなのかもしれません。

第二章

悪性脳腫瘍への取り組み

治療の大きな課題

第一章でも記述したとおり、悪性脳腫瘍の治療には脳という場所であるがゆえの大きな限界があります。それは「悪いところを必ずしも取ることができない」ということです。一般のがんでは、手術で一〇〇％取れる見込がない場合、手術適応がないといわれていますが、悪性脳腫瘍では脳という特殊な臓器であるため、一〇〇％摘出することはほとんど不可能です。しかしもう一方で、「腫瘍の九五％〜九八％を切除できれば、生命予後が非常に良い」という現実があります。

脳以外のがんでも同じですが、がん細胞は正常な組織の中に潜り込んでいくように進行します。この状態を「浸潤《しんじゅん》」といい、浸潤している部分ではがん細胞が活発に活動しています。

体の他の部分のがん手術では、浸潤している部分やその周辺はむろんのこと、必要があれば周辺のリンパ節なども切除します。しかし脳は組織の各部分と体の機能が深く関連しているため、浸潤しているからといってやたらに切除することはできません。影響の少ない場所であればまだしも、運動機能や言語機能を司る部分や脳の深部にできたがんなどでは、すべてを切除することが難しかったり、他の部分を傷つけずに腫瘍そのものに到達することができない場合もあります。もちろん、どんな腫瘍であっても物理的に切除することは可能です。しかし腫瘍が切除できたとしても、患者さんが人間としての形をなさなくなってしまっては、元も子もありません。

この限界を越えるには、何をどうすべきなのか。長年続けられてきた手術を初めとする治療の中で、さらに何か可能なこと、前に進めることはないか、と考えてみると、いくつかの可能性が浮かんできます。

①　何らかの方法で腫瘍組織だけを死滅させることができれば、大きく切除しなくても済む。もしくは手術で切除した後の取り残し部分を処理できる。

②　手術中、その部分を切除する前に、正常組織とがん組織の区別を明確にすることができれば、余計な部分を傷つけずにがん組織だけをより正確に切除することができる。

③　手術の途中で脳の機能を暫時確認できれば、手術後の機能障害を最低限に抑えられる。

①では、深部のがんや難しい場所のがんの治療も可能になります。②では、切除しすぎて起きる障害や、取り残しによる再発を防ぐことができます。③では、患者さんの術後のＱＯＬに大きな差が出ます。

これらの可能性を実現することが、悪性脳腫瘍の治療効果を高め、生存率を上げることにもつながる、と考え、臨床のかたわら、動物実験や研究に取り組んできました。

現在までに、①はＰＤＴ（光線力学療法）、②はＰＤＤ（蛍光診断）といわれる、共にレーザー光を使用した光線力学的手法によって、また③は①②の治療と並行して行う覚醒下での開頭手術によって、ほぼその形が確立しつつあります。第二章では、これらの治療の歴史や、私が現在病院で行っている実際の治療方法などについて、詳しくお話ししていきたいと思います。

ＰＤＴ（Photodynamic Therapy：光線力学療法）
――腫瘍細胞を死滅させる

ＰＤＴとは

私がＰＤＴという言葉を初めて聞いたのは、三〇数年前の一九七九年です。当時、オハイオ州立大学に留学することが決まり、留学を受け入れてくれたアレン教授からの手紙に、フォトセラピーにも取り組みたい、と書かれていました。しかし、このとき日本には、まだフォトセラピーという概念がなく、それが何を指すのか、どういうものなのか、私にはまったくわかりませんでした。

フォトセラピーというのは、レーザーの光を利用してさまざまな病気の治療を行うという概念で、現在では日本でも広く知られるようになり、光線力学医療などと訳されていますが、その仕組みは次のようなものです。

普通の光の中には、さまざまな波長の光が入っています。虹は、各波長ごとに光が別れるため、赤や青、黄色など七色に見えますが、これらの各色を発色光といいます。このさまざまな波長の光の中から、ある一つの波長を取り出したものをレーザーといいます。例えば、六五〇ナノメートルという波長がありますが、これは赤色の光の波長です。六〇〇とか三五〇とか、ある一定の波長の光だけを取りだしたのがレーザーで、光治療はこのレーザーを使用して病気の治療をします。

原理は「ネコの耳が落ちる」

インターネットの医療情報サイトに、誰もが「へぇ」と思うような情報を掲載しているコラムがあります。あるときそこに「ネコにアワビをやると耳が腐って落ちる」という情報が載っていました。これはアワビやサザエがネコにやるほどたくさん採れた、東北地方の古い言い伝えが元になっています。

アワビやトコブシ、サザエなどの貝類の中腸腺――ワタの青黒い部分――には、フェオフォーバイドという光感受性物質が含まれています。この物質を大量に体内に取り込むと、光過敏症を引き起こします。光過敏症というのは、光を浴びるとその部分が炎症を起こして日焼けや火傷をしたときのような浮腫（水ぶくれ）になり、血管の壁にも同じことが起きて血管が閉じてしまい、ひどくなると組織が壊死してしまうという症状です。

アワビやサザエは産卵期である春に、中腸腺の光感受性物質の量が特に増加します。またネコの耳は突出していて太陽の光を吸収しやすく、皮膚が薄いために炎症を起こすと壊死しやすくなります。このため、産卵期で光感受性物質の量が増えているアワビをネコに大量に食べさせると、耳が光過敏症になって壊死して落ちる、という現象が言い伝えになったものだと思われます。

PDT（光線力学療法）は、まさにこの原理を応用した治療方法で、ある種の光感受性物質をがん細胞に取り込ませ、そこに一定の波長のレーザー光を当てると光感受性物質が励起《れいき》（ある物質がエネルギーの低い安定した状態から、より高いエネルギー状態に移ること）し、がん細胞が壊死するか、またはアポトーシス（プログラムされた細胞死）を起こします。これによって、がんそのものを死滅させる、という仕組みです。

PDT第一号

光は、空気中であればどこまでも届きますが、身体に光を当てても、突き抜けては通りません。身体の奥までは届かないのです。このため、レーザーと光感受性物質を利用したPDTには重要な問題が二つあります。

一つは、どの程度の光を当てれば腫瘍に届くのか、また光感受性物質を最も効果的に励起させるには、どの波長の光を当てればいいか、という光の組織透過性に関する問題、またもう一つは正常の脳を保護するため、光感受性物質をいかに脳腫瘍の組織だけに取り込ませるか、という問題です。

当時すでに、PDTに使用する程度のレーザー光では正常脳には悪い影響を与えない、ということは明らかになっていました。問題は、レーザー光に対して感受性を持つ光感受性物質を、どうやって脳腫瘍組織だけに多く取り込ませ、正常脳組織には取り込ませないようにするか、ということでした。

アメリカでフォトセラピーの基本原理を知り、帰国した後、実際の脳腫瘍に対してPDTを行うため、動物実験を繰り返しました。

ネズミの脳に実際に悪性腫瘍を作り、薬を打って光を当て、どの程度生き延びるか、波長はどの程度が最も有効か、といった実験を二年ほど行った後、初めて人間の患者さんに対してPDTを行ったのは、一九八四年のことです。

当時、東京医大では、肺がんに対してＰＤＴで治療する実験を行っていました。犬での研究や実験を経て人間に応用し、高齢者で手術が不可能な肺がんの患者が、この治療法によって九〇％以上治癒するというデータを出し、非常に大きな話題になりました。東京医大での肺がん治療の成功に力を得て、私たちも悪性脳腫瘍の患者さんに対して、ＰＤＴを行うことを決意したのです。

第一号の患者さんはＭさんという女性でした。再々発で、もう他の治療方法がなく、東京医大のＰＤＴによる肺がん治療のニュースを見、また私たちが脳腫瘍に対するＰＤＴの研究を行っていることを知って、せっかくだから試したい、と手術を望まれました。この患者さんは結局亡くなりましたが、それでも当時の状態としては長めの、数カ月の延命効果を得ることができました。

Ｍさんは、日本で悪性脳腫瘍におけるＰＤＴを受けた第一号の患者さんだと思います。

ＰＤＴを利用した実際の治療では、手術を行う四八時間前に光感受性物質を患者さんの静脈内に投与し、その物質ががん細胞に集積したところで、一定の波長のレーザー光をがんに当てて死滅させます。

ＰＤＴで使用する光感受性物質は、ポルフィリン化合物という物質でＨｐＥ（ヘマトポルフィリンエーテル）という薬剤ですが、がん細胞に親和性（馴染みが良いこと）があり集中的に蓄積される性質を持っています。その一方でＨｐＥは、正常の脳の細胞にはほとんど取り込まれないため、正常な部分を傷つけることがありません。

ポルフィリン化合物は、生物であれば植物でも動物でもみな体の中に持っており、生きるために重要な役割を果たしている物質なので、投与すること自体は有害ではありません。また余分な量は時間がたてば、尿と共に体の外に排出されてしまいます。

ただ手術後、しばらくの間は、皮膚が光過敏症になるのを防ぐため、明るい光を避ける必要があります。二～三週間ほどは部屋を薄暗く保たなければならず、外出もなるべく避けることが必要なため、特に若い患者さんにとっては少し気の毒なのですが、治療の一部だと思って我慢していただいています。一九八四年に初めてこの方法で手術をして以来、現在まで約八〇人以上の患者さんに治療を行っていますが、手術後、光過敏症で治療が必要になったケースは一度もなく、きちんと対処すれば心配はないと思われます。また、最近では、光過敏症の発生が少ない光感受性物質が開発され、これらの心配も少なくなりました。

ＰＤＴの大きな効果（定位脳手術）

第一号のＭさんの治療でＰＤＴの効果が証明されたので、それ以降、ＰＤＴが有効だと思われる患者さんに対して、次々と治療を行っていきました。

この頃行っていたのは、通常の全身麻酔による開頭手術で腫瘍を切除した直後にＰＤＴをする、という方法です。単なる切除のみの場合に比べ、その効果が大きいことに自信を得て、何度か学会での発表なども行いましたが、ほとんど注目されませんでした。というのは、レーザーなど新しい機器を使用した治療方法に対する偏見もありましたが、この頃の治療方法が確実にＰＤＴの効果がわかるというものではなかった、ということがあります。

手術で切除した後にＰＤＴを行うという手法では、切除の効果とＰＤＴの効果のそれぞれを明確に証明することは困難です。がんが消失した写真や、患者さんの状態が改善されたＭＲＩの映像を提示しても、結局、それは手術での切除がうまくいったからだ、と見なされてしまいます。実際に治療を行っている私には、切除した部分と切除していない部分が明白で、切除していない部分に対してのPDTが有効であることがわかっていても、それを人に納得させるのは、手術に立ち会ってもらわない限り難しいことです。

どうすれば、PDT単独の治療効果を明確にできるだろうか。そう考えたときに思いついたのが、脳の深部にあるがんの治療でした。

脳の中にできた悪性腫瘍の手術には、さまざまな問題があります。運動中枢や言語中枢の近くにできたものなどは、がんにたどり着くまでに脳の大切な場所を切って行かなければなりません。また一ヵ所ではなく複数箇所にできることもあり、右と左の両側に出来ている場合などは一度の手術では切除できないため、複数回の手術が必要になります。また切除そのものは可能でも、手術後に大きな麻痺などの障害が残ることもあります。

このように手術ができない深部にある腫瘍をPDTだけで治療した効果を出せば、誰もがPDTの治療効果に納得するかもしれないと考え、それを実現するために、定位脳手術という手法を取り入れました。

定位脳手術は、まず手術の前に頭に装置を着け、腫瘍の場所をコンピュータで正確に調べます（巻頭写真1）。この装置では、ある一定の場所から何センチ針を刺せば目標の腫瘍にぴたりと当たるということを、誤差〇・五ミリの正確さで計算することができます。その上で、計算された地点から計算された長さだけ光ファイバーの針を刺し（巻頭写真2）、その針を通してレーザーの光を腫瘍に当てます（巻頭写真3）。赤いレーザー光を照射しているときの手術室は、さながらススキノのネオン街にいるような錯覚を起こさせる様子になります（巻頭写真4）。

手術前に撮ったＭＲＩ（次頁写真5）と、手術の翌日に撮ったＭＲＩ（次頁写真6）を比較すれば、治療の結果は歴然としています。ＰＤＴ前には造影剤で白くはっきりと映っている腫瘍が、ＰＤＴ後のＭＲＩではすべて消えていました。

この定位脳手術によるＰＤＴのデータは、現在でも学会や研究会などの発表材料として有効に活用しています。しかしそれ以上に、手術のできない場所にある腫瘍でも、大きな麻痺を残さずに治療することが可能になり、生存日数や術後の患者さんのＱＯＬが確保できるようになったことが、悪性脳腫瘍の治療にとって大きな一歩といえるのではないかと思っています。

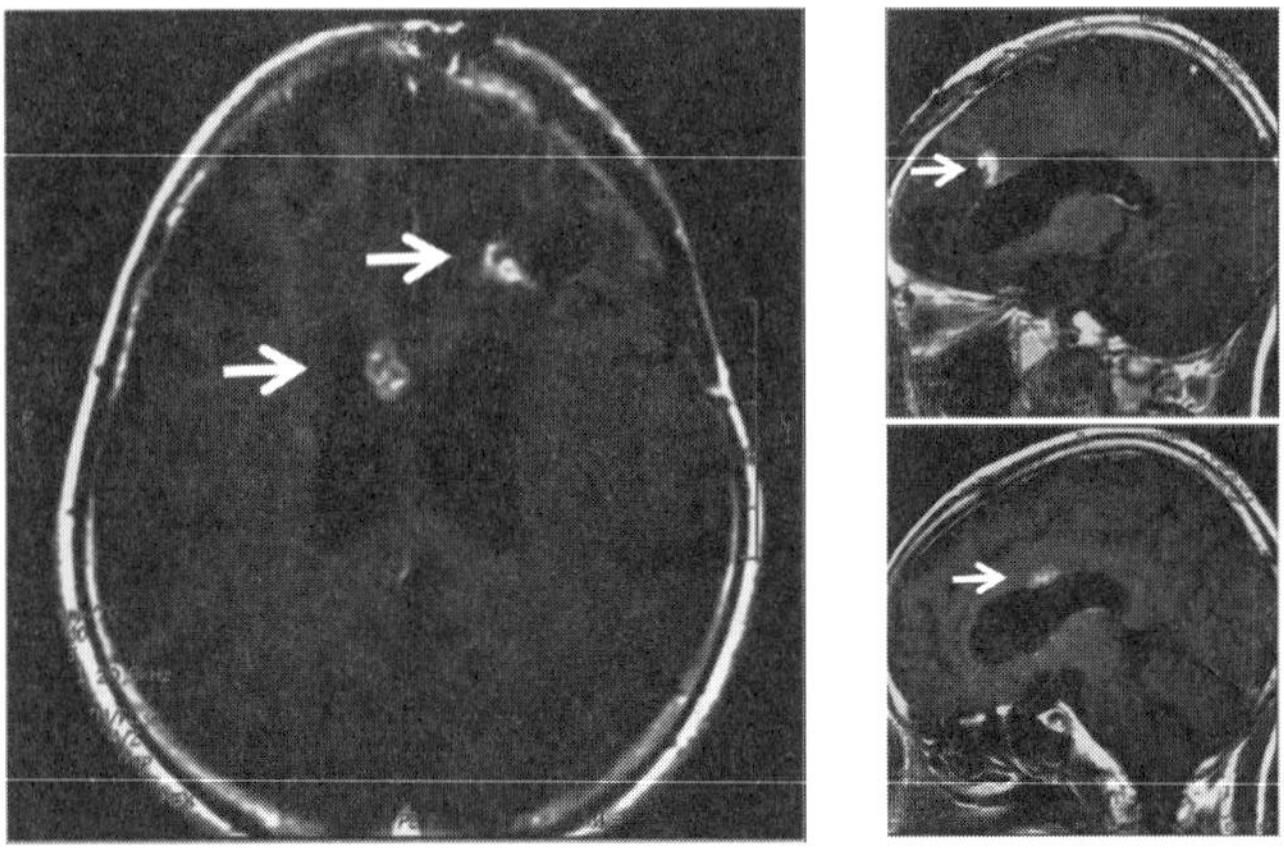

写真（5）：PDT 前の造影 MRI で白く映っているところが、脳腫瘍の再発した部分。再発は二ヵ所に見られる。左の写真は患者さんの頭を真下から見た写真、右はそれぞれの再発腫瘍を横から見た写真である。

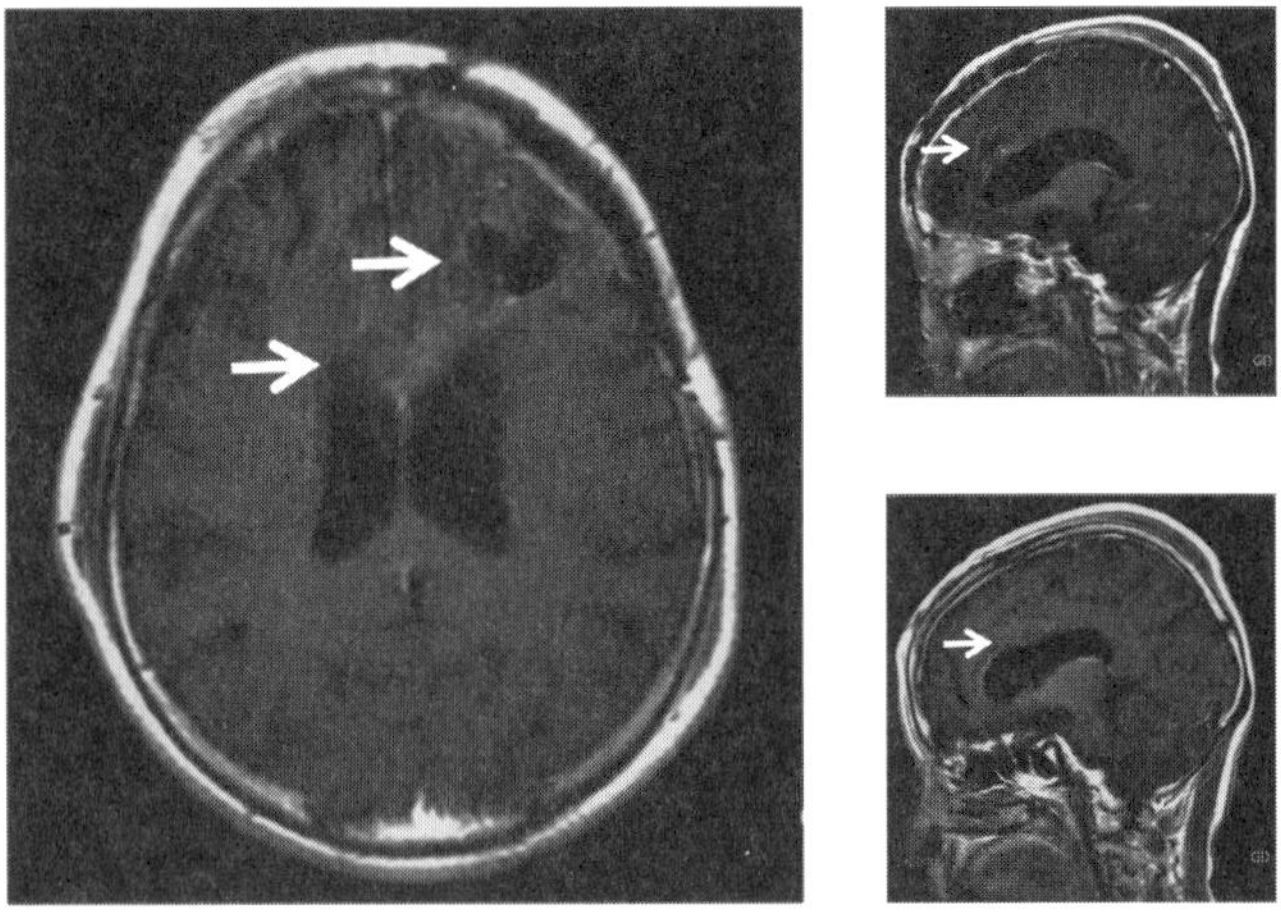

写真（6）：PDT 翌日の造影 MRI。PDT 前にあった脳腫瘍陰影は消えている。

PDTの限界

このようにPDTは、脳の悪性腫瘍にとって非常に有効な治療方法ですが、一つの限界があります。それは、レーザー光を当ててがん細胞を死滅させるという性質上、あまり大きな腫瘍には適していないということです。

腫瘍が大きくても、手術での切除がある程度可能な場合は、そのほとんどを切除し、取り残した細かい部分に対して光を当てて治療を行うことができます。しかし脳の深部にできていて、かつ腫瘍が大きい場合、全体に光を当てるためには何度も針を刺さなければなりません。さらに腫瘍に奥行きがあるものは、レーザーの光が奥まで届かないため、死滅させる効果が半減してしまいます。

今までに定位脳手術を行った三三人の患者さんすべてのデータでは、PDT後のMRI画像上、消滅したもの六三%、五〇%以上消滅したもの二七%、五〇%以上残っているもの一〇%という結果が出ています。これらの患者さんの腫瘍の体積は、一CCから四〇CCとさまざまですが、その六割はPDTによって完全に消滅するということになります。

このデータをさらに分析しＰＤＴと腫瘍体積の関係を調べてみると、ＰＤＴを行う場合の腫瘍体積は二〇ＣＣ以下が望ましいと考えられます。最も効果的なのは五ＣＣ以下の腫瘍で、ＰＤＴ後のＭＲＩ画像上ほぼ一〇〇％が消滅しますが、それより大きくても二〇ＣＣ以下ならば、ある程度の効果が期待できます。しかし、ＰＤＴは光過敏症以外に大きな副作用もなく、何度でも繰り返してできるだけに、もっと大きな腫瘍に対しても使用したい、という思いが募ります。

この限界を解決するには、レーザー光の組織深達度を上げることが必要です。レーザー光は波長が長いものほど組織深達度が高く、ＰＤＴに使用するレーザーの波長は、光感受性物質の特性によって決められます。

がん細胞を死滅させる「励起」という現象は、光感受性物質とレーザー光の相互作用によって起きますが、どんな光でも良いというわけではなく、その光感受性物質に合った波長の光でないと励起を起こさせることができません。すべての光感受性物質はそれぞれが決まった光の波長によって励起され、この波長には一定の幅があることがわかっています。

現在のＰＤＴには六三〇ナノメートルのレーザー光が使用されています。この光は、現在ＰＤＴを行う際に使用される光感受性物質ＨＰＥ（薬品名フォトフィリン）が励起される波長の中で最も長く、脳の中に届く距離は七〜八ミリメートル以内とされています。これはすなわち、最大でも七〜八ミリメートルの深さまでしか治療できないことを意味します。しかし実際には、それより奥にまで脳腫瘍が浸潤していることも多くあります。より深い所まで治療ができるようにするには、もっと波長が長いレーザー光で励起される光感受性物質を開発して組織深達度を良くする必要があり、現在も研究が進められています。

以上のように、ＰＤＴが最も有効なのは小さい腫瘍に対してですが、実際には体積五ＣＣ以内で発見される悪性脳腫瘍の患者さんは、あまり多くありません。脳腫瘍の六割半から七割は良性腫瘍で、悪性は残りの三割半から四割、その中で五ＣＣ以下の小ささで見つかる患者さんの数は限られており、なかなか適用できません。だからこそ悪性脳腫瘍の生存率は低いままですし、ＰＤＴのように効果的な治療方法があっても、今まではなかなか広まりませんでした。しかし、やっと最近、さまざまな学会などでＰＤＴによる治療結果が注目されるようになり、大学病院などでも取り入れられ始めています。これからは、次項で説明するＰＤＤ（蛍光診断）とＰＤＴの併用によって、生存率も少しずつ改善され、また患者さんのＱＯＬの確保も進んでいくのではないかと期待しています。

＊その後、Talaporfin sodium（商品名：レザフィリン）という光感受性物質が開発され、ＰＤＴに応用するために多くの研究が日本で行われました。レザフィリンは、ＨＰと同様、がん細胞に多く取り込まれ、励起光の波長は六六四ナノメートルでフォトフィリンより長く、がん組織の中を進む距離（奥まで届く距離）が少し長い特徴があります。また、副作用である光過敏症が少なく、ＰＤＴに適していることが分かりました。東京医大外科学教室を中心にした肺がん治療で厚生労働省はその治療効果を認め、一九九四年には保険での治療が可能になっています。また悪性脳腫瘍については、二〇〇四年から行われた東京女子医大、東京医大脳神経外科を中心とする二七例の臨床研究で半導体レーザーと共に治療効果が認められ、二〇一四年一月、保険診療での治療が決まりました。この臨床研究には私も参加しましたが、国の機関が脳腫瘍のＰＤＴを治療として認めたのは世界初のことです。今後、この治療方法が多くの臨床現場で利用されることを心から願っています。

ＰＤＤ（PhotoDynamic Diagnosis：蛍光診断）―どこまでが腫瘍かを確実に診断する

腫瘍細胞と正常細胞の境界

悪性脳腫瘍は、肉眼で見て「ここからここまでが、がんである」と明確に指摘することは困難です。脳の表面にできたわかりやすい腫瘍の場合には、これが腫瘍だろうという見当をつけることはできますが、それでもがん細胞が正常組織の中に浸潤している部分は、果たしてどこまでがん細胞に侵されているのか、正確に判断するのは不可能です。

現在まで長い期間、手術でどこまでを切除するかという判断は、肉眼で見た感じや患部を触ったときの手の感触など、手術を執刀する医師の経験や勘によってなされてきました。当然、医師の力量によって判断はまちまちであり、正常な部分まで取ってしまったり、取り残してしまったり、ということも良くありません。そのため、がんは切除できても手足の麻痺や言語能力、意識レベルに大きな障害が残ったり、手術後、二カ月も経たないうちに再発したり、ということが起きています。

がんとその周囲をある程度大ざっぱに取ってしまえるものと違い、脳の場合には周囲に影響を及ぼさないよう、がんの部分だけぎりぎりの切除をすることが求められ、なおかつ切除できる部分は、きっちりと取る必要があります。

それにもかかわらず、体の他の部分のがんと同じように手の感触や勘だけに頼り、だいたいこの辺、という適当な見当で切除するのは少々乱暴なのではないか。腫瘍の九五％から九八％を切除できなければ手術をしないのと生存率は変わらない、というデータがあるのだから、より正確な切除をしない限り生命予後は改善されないのではないか。

北大時代、よし、ここが腫瘍だ、と自信満々に切っていく偉い先生の横で手術の手伝いをしながら、ずっと納得できない思いを抱いていました。

手術後、切除した脳の切片を顕微鏡で確認すれば、正常の脳を切ってしまっているということも、この程度の切除ではまだがんが残っているだろう、ということも、すぐにわかります。しかし切ってしまってからでは取り返しが付かないし、取り残していたとしてもすぐに再手術をするわけにはいきません。

また手術前のＭＲＩと手術後のＭＲＩを比較し、画像上、造影剤で白く映っている部分が全部取れていれば、執刀医は「肉眼的全摘」と判断します。でも、造影剤で白く映る部分だけが腫瘍だ、という判断は、本当に正しいのでしょうか。

ＭＲＩの画像には確かに腫瘍の形が映りますが、それはあくまでも「ＭＲＩの画像レベルで腫瘍を認識できる」というだけのことです。ＭＲＩが形状を捉える機器である以上、腫瘍の形状を確認することはできても、病理組織のレベルでの確認はできません。すなわち白く映っている外側の部分に腫瘍組織があるかどうかはＭＲＩでは確認できません。もし外側の部分にも、実は腫瘍細胞がうようよしているとしたら白くなっている部分だけを取っていても、十分に満足のいく生命予後は得られないでしょう。

このように、ＭＲＩ画像や手術中の目視に頼って行う切除には限界があります。この問題を解決するには、正常組織と腫瘍組織の境界線を①手術中、腫瘍を切除する前に②形状画像や目視でなく組織レベルで確実に知っていることが必要だということです。

このことから悪性脳腫瘍の治療では、何をもって「全摘」とするか、ということから問い直されなければならない、と思うのです。

手術中に、腫瘍組織を正確に診断して切除するということ。

これは一般的に見れば当然の考えだと思うのですが、ずっと経験と勘で手術を行っている医師たちには、なかなか受け入れられませんでした。どこまでががんかなどわかるわけがない、というのが常識になっていました。当てずっぽうに取るのではなく、腫瘍組織だけをねらい打ちにして取る、ということを実感として捉えるには発想の転換が必要でした。

ＰＤＤは、腫瘍組織だけを光らせることによって腫瘍組織がどこまで浸潤しているかを明確に把握する方法です。それは、腫瘍組織だけを切除する、死滅させる、という治療にはなくてはならないものなのです。

コラム④　全摘出の本当の意味とＭＲＩ

今までの多くの研究から、造影ＭＲＩで白く映る部分の外側にも多くの悪性腫瘍細胞が存在していることが明らかになっています。脳神経外科医は手術摘出後、ＭＲＩで白く映った部分がすべて摘出できた場合に「肉眼的に腫瘍を全摘出した」といいますが、組織学的にすべての悪性腫瘍組織を摘出したわけではありません。胃がんなど他臓器のがんで、「すべて取れました」というのとは意味がまったく違います。

胃がんでは、がんがすべて取れればその後の治療は必要ありませんが、悪性腫瘍の場合は、肉眼的に全摘出できMRIで白い部分がすべてなくなったとしても、その後、必ず放射線治療や抗がん剤、光線力学療法が必要です。それは必ず、周囲に腫瘍組織が残っているからなのです。

最後の悪性腫瘍細胞まで一つ残らず摘出するには、脳そのものをすべて取らない限り不可能なのかもしれません。しかし、白く映った部分を九五〜九八％摘出できれば、その後の延命効果が期待できるというものです。

ＰＤＤの仕組み

ＰＤＤはＰＤＴと同じように、ある種の光感受性物質が正常細胞より腫瘍細胞に多く蓄積する、という性質を使用しています。

ＰＤＴでは、腫瘍細胞に蓄積させた光感受性物質に一定の波長のレーザー光を照射して励起させ、腫瘍細胞を死滅またはアポトーシスさせますが、ＰＤＤでは、蓄積させた部分に一定の波長の光を当て、腫瘍組織を赤く光らせます（巻頭写真8）。通常の手術顕微鏡で見たもの（巻頭写真7）と比較すると、その見え方の差は一目瞭然です。

ＰＤＤの光感受性物質には、ＡＬＡ（アミノレブリン酸）という薬剤が使用されます。ＡＬＡは、ＰＤＴで使用される薬剤ＨｐＥとは異なり、体内に取り込んでも光過敏症を起こすことはないため、手術後も光を避ける必要はありません。

ＡＬＡは、ＨｐＥと同様にポルフィリン化合物の一つで、人間の体の中に存在しています。ＡＬＡも腫瘍細胞と親和性があり、正常細胞よりも腫瘍細胞に非常に多く蓄積しますが、単にＡＬＡがそのまま腫瘍細胞に集まるわけではありません。その蓄積の仕組みには、体の代謝システムが大きく関わっています。

実際に手術を行うときは、麻酔をかける約一時間前に患者さんにＡＬＡを飲んでいただきます。胃から体内に入ったＡＬＡは、まず細胞のミトコンドリアの中に入ります。ＡＬＡはそこで代謝され、ＰｐⅨ（プロトポルフィリンナイン）という物質になります。赤く光るのはＡＬＡそのものではなく、ＡＬＡが代謝されてできたＰｐⅨです。

正常細胞の中では、ＰｐⅨは鉄イオンと結合してＨｅｍ（ヘム）という物質に変化し、代謝されていきます。そのため、正常細胞にＰｐⅨがそのまま残っていることは、ほとんどありません。ところが悪性腫瘍の細胞では、ＰｐⅨがＨｅｍに変化しなくなるために代謝ができず、どんどん蓄積します。この腫瘍組織に、特殊な光源を使って一定の波長の光

（レーザー）を当てると、蓄積したＰｐⅨが光ります。

実際に腫瘍細胞のＰｐⅨを光らせるには、キセノンルランプという特殊なランプを光源とし、青紫色の光を光ファイバーに誘導します。先端にフィルターを取り付け青紫色の光で照らすと、暗くした手術室の中でＰｐⅨが赤く光り「ここに脳腫瘍があるよ！」と教えてくれます。私たちはそれを肉眼、もしくは手術顕微鏡下で見て、赤く光っている場所を取り除けば良いわけです。これが手術中のＰＤＤ（蛍光診断）のおおまかな仕組みです。

コラム⑤　悪性脳腫瘍を光らせる試み

実は、薬剤によって手術時に悪性脳腫瘍を光らせる、という試みが今までにまったくなかったわけではありません。海外では、一九四八年というかなり早い時期から研究が始まり、これまでに何人かの研究者による報告も行われています。

これは次のような原理を利用したものでした。

脳の正常細胞の壁には血液脳関門という関門があって、特定の物質でないと脳細胞内には入れなくなっています。脳の細胞にやたらなものが入ってこられないよう、保護されているのです。例えば、青い色のインクのような物質を注射すると体中が青くなりますが、脳は青くなりません。インクは血液脳関門で拒絶され、細胞の中に入っていかないのです。

しかし腫瘍ができると、脳細胞の血液脳関門が壊れてしまいます。すると壊れた部分だけ青くなるので、ここが腫瘍である、と判断することができます。この原理を使用して、ある種の蛍光物質によって腫瘍細胞を光らせようとしたのです。

ところが、この方法には大きな問題点が二つありました。

一つは、血液脳関門は腫瘍部分だけでなく、腫瘍の周囲にできた浮腫というむくみの部分でも壊れているため、そこも光ってしまいます。その部分は必ずしも腫瘍であるとはいえないので、余計な部分まで腫瘍と判断して切除してしまう可能性があります。

もう一つは、患者さんに投与した光る物質は、血液の中にも入っています。単に開頭して患部を眺めているだけなら良いのですが、手術を始めれば当然、小さな血管がいくつも切れ、血液が流れ出します。そうしたら?

血液が流れ出したところは、どこもかしこも光ってしまい、腫瘍細胞と正常細胞の区別など、まったくわからなくなってしまいます。

というわけで、この方法は実際の臨床ではほとんど役に立ちませんでした。

ＰＤＤで使用するＡＬＡは、そのものが光るのではなく、脳腫瘍細胞の中でＰｐⅨという物質に変化して初めて光ります。そのため、ＡＬＡが含まれた血液が手術中に流れ出ても光ることはありません。光るのはあくまでも、ＰｐⅨが蓄積した脳腫瘍組織だけです。このＡＬＡの特性が、ＰＤＤの光感受性物質としての大きな利点の一つでした。

ＰＤＤ第一号

一九八〇年初めからＰＤＴ（光線力学療法）による研究や治療を行っていたので、光感受性物質が腫瘍細胞に集積しやすい性質を持つことはわかっていました。これを利用すれば、正常組織と腫瘍組織を区別することができるのではないか、と考えていたのですが、実際にその方法を治療に活かしている医師がいることを知ったのは、一九九四年にアメリカのフロリダで行われた第五回国際光線力学学会に出席したときのことです。

ドイツのミュンヘン市にあるマキシミリアン大学レーザー研究所のバウムガードナー博士を中心に、泌尿器科の医師たちが光線力学を使用し、ＰＤＤを膀胱がんの診断に取り入れていました。

彼らは、膀胱がんの患者さんにＰＤＤを使用し、膀胱の中に散らばって発生しているがんの位置や大きさ、その広がりなどを正確に診断する手法で治療の効果を上げており、学会でもそのデータが発表されました。黒く映る膀胱の中で、腫瘍組織が点々と星のように赤く光っている映像に感動し、脳腫瘍もこのように見えたらどんなに素晴らしいだろう、と心を震わせたのを覚えています。彼らはそのときすでに、ドイツ国内で脳神経外科の医師たちと共に、脳腫瘍でのＰＤＤの動物実験を始めているということでした。

ＰＤＴも同様ですが、何か新しい治療方法を使用する際には、外国ですでにそれが人間の患者さんに対して使用され、効果を上げているとしても、日本での症例がない場合には動物実験から始める必要があります。ＰＤＤでも私たちは、人間の患者さんに行う前にまず、動物実験での研究を行いました。

その後の一九九五年、コストロン教授が主催したオーストリア・インスブルックでの第一回臨床ＰＤＤ／ＰＤＴ国際会議、一九九六年、オーストラリア・メルボルンでの第六回国際光線力学学会と、国際舞台では光線力学を使用した診断・治療方法が着々と発表され、その効果が明らかになっていました。

これらの学会でドイツのバウムガードナー博士たちと再会し、ドイツでの膀胱がん患者に対するＰＤＤを使用した手術や、ＰＤＴを併用した臨床での治療効果などを聞き、自分が進んでいる方向が間違っていない、という確信を得て、第一号の患者さんにＰＤＤを使用した手術を実施したのは、一九九七年一月のことでした。

このとき、ドイツの脳神経外科医スチュマーたちはすでに、動物実験と安全性に関する実験をすべて終了し、数人の脳腫瘍患者へのＰＤＤを始めていました。

腫瘍組織をより確実に診断する（スペクトル分析）

一九九七年一月にＰＤＤを開始して以来、多くの悪性脳腫瘍の患者さんたちにＰＤＤを使用した手術を行って来ました。その中で一つ、興味深い症例を紹介したいと思います。

この患者さんの悪性腫瘍は、右側頭葉という身体の機能にあまり影響の出ない場所にあったため、周囲の組織を含め腫瘍をすべて切除しました。それによって、さまざまなデータを得ることができました。ここでは、ＭＲＩの映像と肉眼での映像、そしてＰＤＤによる見え方を比較してみます。

巻頭写真9は手術前に取ったMRIの画像で、画像上の腫瘍の大きさは約二四ミリメートルです。巻頭写真10は肉眼で見た腫瘍で約二〇ミリメートル。手術の際、肉眼の判断で切除すると、MRI画像との差である「約四ミリメートル分」を取り残す可能性があります。

さらに巻頭写真11はPDDによる映像です。腫瘍とその周囲が約三〇ミリメートルに渡って赤く光っています。腫瘍細胞はとても速く増殖するので、中心部には栄養分が行き渡らず壊死してしまいます。腫瘍の中心部が赤くないのは、細胞がすでに組織的に死んでいるためです。周囲の赤く光っている部分では、多くの腫瘍細胞が活発に活動しています。この赤い部分をすべて取らないと、生命予後を更に改善させる切除にはなりません。

肉眼で認識できる腫瘍の二〇ミリメートルに対して、PDDによる実際の腫瘍組織は三〇ミリメートルなので、肉眼だけに頼った場合は「一〇ミリメートル分」を取り残すことになり、摘出率は六〇％強程度になります。またMRIの映像と比較しても、造影剤で白く映っている部分より一回り大きい範囲に腫瘍組織があり、白い部分をすべて取っても「まだ全摘出」とはいえないことになります。

このように肉眼、MRI、PDDを比較しただけでも、その違いは明確ですが、私たちはもう少し確実に、組織レベルでの腫瘍と正常の境界を確かめたいと考えました。

ＰＤＤで見る腫瘍は、中心の壊死した部分（ネクローゼ）を取り巻く周囲が最も赤く輝いています。ここは腫瘍細胞が非常に多く、活動も活発な部分です。それが中心から遠ざかるにつれて赤みが薄くなり、赤からピンク色に少しずつ色が変化していきます。

このピンク色から正常組織になる部分が非常に重要です。どこまでが腫瘍組織で、どこからが確実に正常組織なのでしょうか。それが分かれば確実に腫瘍組織だけを区別して治療をすることができます。これを調べるには、スペクトル分光器という機械を使用します。

スペクトルは光の波長のピークを表すもので、赤い光の量がどの程度あるかということをキャッチし、画面にそのデータを表示します。蛍光の色が薄く正常組織のように見えても、ほんの少し腫瘍組織があって微かに赤い光を発していれば、画面上に小さなピークが表示されます（巻頭写真12）。

腫瘍の中心部からの距離をＡＢＣＤＥと五ヵ所の地点に分け、スペクトル分光器で測ってみると（巻頭写真13）、腫瘍組織の存在が明確になります。巻頭写真14はスペクトル分光器、巻頭写真15はＰｐⅨの正常のスペクトルを示しています。

巻頭写真13Ａの部分は腫瘍中心部です。スペクトル分光器で測定しても巻頭写真16Ａのようにデータ上にピークがなく、組織学的には壊死像を示しています。この部分はすでに死んでいます。

Aから少し離れた巻頭写真13Bの部分にはとても大きなピークが出ています（巻頭写真16B）。これは腫瘍細胞が非常にたくさんいて、活発に活動していることを表しています。

巻頭写真13Cの部分は少し色が薄くなっていますが、Bよりは少ないもののかなり高いピークがあり（巻頭写真16C）、組織学的に活発な腫瘍細胞がいることがわかります。

また、写真では赤い色がなく、正常組織だけのように見える巻頭写真13Dの地点にも小さなピークがあり（巻頭写真16D）、組織学的には僅かな腫瘍細胞があります。これらの細胞をゲリラ細胞ともいいます。

巻頭写真13Eの地点には、D地点のような高い光はなく、またピークもなく、正常組織であることがわかります。

スペクトルでは、このように写真や肉眼では赤く見えない部分に入り込んだ腫瘍組織まで確認することができます。この場合の腫瘍組織と正常組織の境界はD地点とE地点の間です。D地点までは、肉眼で見て赤く光る蛍光部分よりもさらに五ミリメートル大きく、三五ミリメートルありました。この場合、D地点まですべて取ることができれば、ほぼ全摘ということができるかもしれません。

今まで約四〇〇人ほどの患者さんに、ＰＤＤによる手術を行ってきました。それらさまざまな部位の組織二一七を、ずっと協力していただいている福井医大の病理学者、三好憲雄先生に送り、腫瘍組織の有無を調べていただきましたが、その九八％が腫瘍であるという結果が出ています。このようなデータから、ＰＤＤの「光るものは腫瘍である」という診断方法が、非常に確実であることがわかります。

スペクトルパターンは、機械に接続したグラスファイバーを患部に当てればリアルタイムですぐに表示され、ＰｐⅨのピークが出ます。手術中に実際に患部のピークを確認しながら切除をしていけば、腫瘍組織がある部分を確実に取ることができるのです（障害が残るために取れない部分は別として）。

ただ、ＰＤＤにも限界はあります。

もしかしたら腫瘍細胞は、スペクトルにピークが出ないところにも、ひそかに浸潤しているかもしれません。一つか二つの腫瘍細胞が、すでに潜り込んでいるかもしれないのです。この問題を解決するためには、ＰＤＤの精度を上げることが必要です。ＰＤＤの精度は、光らせる精度や波長を捉える機械を改良することによって上げることが可能で、現在も研究・開発が進められています。

ＡＬＡを使用した治療は多くの脳外科医が有効であると認めていましたが、保険がきかないため、費用が病院の持ち出しになってしまうことが問題でした。患者さんに支払いを求めようとすれば混合診療になり、他のすべての治療費も実費で支払わなければならず、とても不可能です。ヨーロッパでは保険診療できることが、なぜ日本ではできないのかと歯がゆい思いでいたところ、稀少な疾患を中心に治療方法の開発を行っているベンチャー企業が立ち上がってくれました。

二〇一〇年頃からがんセンター中央病院の脳神経外科が中心となって治験（第三相）を行い、悪性神経膠腫の患者についてＡＬＡで赤く強い蛍光が出ているところは、病理組織学的に九四％が腫瘍細胞であることが証明されました。その結果、二〇一三年九月、厚生労働省はＡＬＡの効果を認め、保険検査薬として保険診療で使用できるようになりました。商品名は、アラベルまたはアラグリオです。

ただ、保険薬として保険収載されたとはいえ、手術での前述の問題点が解決したわけではありません。例えば、蛍光が光っていても腫瘍組織ではなかったり、また逆に、悪性腫瘍組織であっても赤く光らない場合もあります。このような問題を解決するために、今後も息の長い研究が必要だと考えています。

コラム⑥　光感受性物質・ALAとHpE

◆使い分けるのはなぜ？

PDT（光線力学療法）とPDD（蛍光診断）は両方とも、体に取り込まれた光感受性物質が腫瘍細胞に蓄積されやすいという性質を利用していますが、使用する薬剤はPDTとPDDとでは異なります。基本的にはどちらも光感受性物質で同じ機能を持っていますが、その特性が少し異なります。HpEは励起光によって腫瘍細胞を殺しやすく、ALAは励起光によって赤く光りやすいという性質を持っています。これがPDTとPDDで、薬剤を使い分ける理由です。

PDTでは手術の四八時間前にHpEを点滴投与し、PDDでは麻酔の一時間前にALAを飲んでいただきます。

しかしPDDとPDTを組み合わせて行う場合、患者さんにとっても私たちにとっても、一つの薬剤で両方できた方が便利です。そのため、赤く光りやすく、なおかつ腫瘍細胞を殺しやすい、という二つの特質を兼ね備えた薬剤の開発が研究されています。また現在、PDD、PDTをALAの一つの薬剤だけで行う研究も進められています。

◆ALA、甘いかしょっぱいか？

HpEは点滴投与なので味はどうでも良いのですが、ALAの場合は患者さんに飲んでもらわなければなりません。果たしてALAは、どんな味なのか？　患者さんは、そのまま飲めるのか、それとも何かに混ぜないと飲めない味なのか？

PDD第一号の患者さんに飲ませる前に、普通の感覚を持った人に味見をしてもらいたい、と思いましたが、害がないものとはいえ薬剤なので、誰でもというわけにはいかず、結局、妻に味見をしてもらいました。

その際、薬の味見だと正直に打ち明ければ良かったのですが、特に説明もせず、ちょっと舐めてみて、などといったため、あとで薬剤のテストだと知った妻は、おかんむり。今だに、騙されたといっています。でもお陰でALAは酸っぱいということがわかり、現在は患者さんに、砂糖水などに混ぜて飲んでいただいています。

医者の妻というのは、時々、こういうとんでもないことをさせられます。

患者さんと話しながらの手術（覚醒下での開頭手術）

患者さんのＱＯＬと予後を第一に

ＰＤＴ、ＰＤＤに続いて取り組んだのは、患者さんの意識を保ったまま手術をする、ということでした。

ＰＤＤによって腫瘍組織がある範囲は明確になりますが、腫瘍のある場所、腫瘍細胞が浸潤している部分が、心身の大切な機能を司る部分に及んでいることがあります。そのようなときは手術の前に、どこまで取るのか、ここを取ったらどんな障害が出るのか、取らない場合の生命予後はどのくらいかといったことを、患者さんや家族と納得するまで話し合った上で手術に望むわけですが、それでも実際の手術を行っていると、難しいことが多くあります。

目の前に露出している脳には、解剖学の本のように場所の名前が書いてあるわけではなく、またここからここまでは言語中枢、などと司る役割が書いてあるわけでもありません。ですから脳神経外科医は、脳の解剖知識を頭の中に刻み込んで手術に臨んでいるわけですが、それでも微妙な箇所では、そこを切っても大丈夫かどうか、確実な自信が持てないことがあります。

ＭＲＩの画像を見ながら手術をしたとしても、画像と実際の脳では多少の誤差が出るので確実ではありません。迷った上で、えい、と取ってしまったら、手術後、患者さんに麻痺が残ってしまった、などということも、ないとはいえないのです。

このようなことから、手術後、患者さんが納得できる予後を得るためには、患者さん自身に、手足の運動中枢などの機能をリアルタイムで確認してもらいながら手術をするのが一番だと考えました。もし何らかの症状が出るようなら、そこは切らずに、そのまま残します。これもまた、全身麻酔が常識という従来の脳の手術からは考えられないことで、発想の転換が必要な方法です。

患者さんの意識を保ったまま手術をするというのは、全身麻酔をかけずに局所麻酔で開頭手術をする、ということです。手術をする際には麻酔科の先生の協力が不可欠ですが、彼らにとって局所麻酔で開頭手術をするなどというのは、言語道断の蛮行に等しいものです。なぜかというと、覚醒手術には、ある程度の危険が伴うからです。

通常の脳神経外科の手術は、筋弛緩剤による全身麻酔下で行われるため、患者さんはぴくりとも動きません。万が一、何かのトラブルが起きても、挿管されていればすぐに対処することができます。しかし局所麻酔で意識があるままということは挿管もしないことになるので、トラブル時の対処が難しいのです。

例えば、大量出血が起きた場合、患者さんはショック状態になりますが、通常全身麻酔をしているときに行う処置が難しくなります。挿管してあれば適切な処置ができるし、痰などが出た際にも簡単に取れます。覚醒の場合、痰が詰まったり、嘔吐などの際に窒息するなどのリスクも考えられ、また局所麻酔下では脳への電気刺激で痙攣発作を起こすこともあります。さらに患者さん本人も、頭にピンが刺さっていたりするので、体を動かした際などに少し痛みを感じます。

麻酔科の先生方の根本姿勢は、手術中、患者さんに不安や苦痛を一切与えず、手術がスムーズに行くようコーディネートする、手術中の安全を執刀医にも患者さんにも保障する、ということなので、挿管もせず、リスクのある開頭手術、まして患者さんに痛みを与える手術など、とんでもないという考えかたです。

しかし、そのようなリスクを考慮しても、患者さんの予後にとっては、そのつど機能を確認しながら手術をした方が良いというのは明白です。患者さんの方も、多少の痛みを感じても、麻痺が防げるならと理解してくれるし、どうしても痛みが嫌であれば痛み止めを使うこともできます。


覚醒下での開頭手術を実現するに当たっては、当時勤務していた岩見沢市立総合病院の麻酔科医師、安川健一、昌子先生ご夫妻が協力してくれました。安川先生は後日、局所麻酔下での開頭手術の症例を麻酔科学会で発表したそうですが、患者に痛みを与えないのが麻酔科なのに何ということか、と猛烈に攻撃されたそうです。患者に痛みを与えずに手術をして麻痺が残るのと、多少リスクがあっても予後に麻痺が残らないのでは、どちらが患者さんのためなのか。その部分がなかなか理解されないようでした。

海外では局所麻酔下での覚醒開頭術はよく行われていますが、日本の場合、医師の世界ではどの科においても、他の人がしない新しい手法というものを受け入れるのに少し時間がかかるのかもしれません。しかし最近やっと、大勢の麻酔科医、脳外科医がその重要性を理解し、多くの脳外科の施設で覚醒開頭術が行われるようになりました。

覚醒下の開頭手術

覚醒下での開頭手術は、腫瘍のできた場所が言語中枢や運動中枢など、非常に大切な部分に近い場合に行います。前項で記述したとおり、覚醒下開頭手術には多少のリスクが伴い、また麻酔科医の負担も大きいので、あまり影響のない場所にできた腫瘍の場合は、従来通り全身麻酔で切除します。

手術をする前には必ず患者さんや家族と共に、腫瘍をどこまで取るか、手術後、どの程度の麻痺や障害なら受け入れられるか、予後の人生をどのように生きたいか、といったことをじっくりと話し合います。もちろん手術を行うすべての患者さんに対して同じように話をしますが、覚醒で手術を行う患者さんの場合は、腫瘍が難しい場所にある人ばかりなので、より細やかな配慮と生命予後にまで踏み込んだ話をする必要があります。

たとえ手足の麻痺が残っても、生命予後を少しでも長くすることを望むのか。それとも生命予後は短くても、麻痺の残らない人生を選ぶのか。

どちらにしても非常に難しい、人間の尊厳に関わる問いです。

患者さんや家族にとってはもちろん、私たち医師にとっても、この選択をするのは本当に辛く厳しいことです。だからこそ覚醒下での手術によって、できる限り麻痺を残さず、できる限り生命予後を長く保てるよう、ぎりぎりまでの努力をしたいと考えています。


実際の手術では、スペクトル分析を使用したＰＤＤで腫瘍の範囲を確認しつつ、覚醒している患者さんと言葉を交わしながら腫瘍を切除していきます（巻頭写真17・18）。

運動の機能は、腫瘍を切除中に随時、患者さんに手足や顔面を動かしてもらい、異常がないか、また脳に双極電極で電気刺激を与え、対応する筋肉の動きや筋電図のデータでも異常がないかを確認します。筋電図には、脳に電気刺激を与えた際の筋肉の動きが画面に波で表示されます。これは、刺激を与えた際に筋肉がピクッと動く、その動きを波で捕らえたもので、波の高さによって手術後の麻痺の度合いを知ることができます。刺激を与えたときに高い波が出れば、その筋肉からは電気信号が出ており、神経の繊維は切れていないことになります。神経の繊維が切れていなければ、手術後、一度は麻痺しても回復する可能性が高いことがわかります。

言語の機能では腫瘍を摘出しながら患者さんと話をし、電気刺激を与えながら、失語検査表というチェックリストを使ってチェックをしたり、ものの呼称を尋ねたり、こちらがいった言葉を復唱してもらったりして言語障害が出ていないかを確認します。

運動中枢や運動繊維を電気刺激すると、それに呼応する筋肉が収縮して手や足が動きます。これを電気刺激に対する陽性反応といいます。これに対して言語中枢の場合、電気刺激すると今まで話せた人が突然、一時的に話すことができなくなります。これを電気刺激による陰性反応といい、これによって刺激した場所が言語中枢であることを確認することができます。

どちらの場合であっても、もし患者さんが何か異常を訴えた場合はその部分は取らずに残します。

覚醒下での開頭手術を受けた患者さんの中に、一人の看護師さんがいます。

運動機能を司る部分を含む領域に、退形成性星細胞腫（悪性グリオーマ）というグレードⅢの悪性脳腫瘍ができており、症状は全身の痙攣発作のみで半身麻痺などはありませんでした。

一度他の病院で手術を受けましたが、手術途中でこれ以上取り除くことは困難であると判断され、腫瘍の大部分を取り残して終了したとのことでした。その後、再手術をするために、紹介されて私の勤務する病院にやってきた患者さんです。

このケースは腫瘍の場所が非常に難しい場所にあったため、PDDと覚醒下での手術を行ったのですが、とても朗らかな患者さんで、手術中もさまざまな話をしてくれました。

事前の話し合いで、ある程度の仕事ができれば少し麻痺が残っても長生きをしたい、という希望を聞いていました。そのことから、運動機能（麻痺）と生命予後に重点を置いた手術を行い、ある程度踏み込んで切除をしましたが、幸い、麻痺はほとんど残りませんでした。手術直後には多少残っていた麻痺も次第に回復し、仕事にも復帰しています。この患者さんの場合、手術中の筋電図での確認で、麻痺は一時的で時間が経てば回復するということがだいたいわかっていました。それが確認できたので、思い切ってその部分を切除できたということもあります。

この患者さんは看護師だったこともあって、開頭した自分の脳をぜひ見たいと希望し、手術中に顕微鏡のモニターで、頭蓋骨を外して剥き出しになった自分自身の脳を見ました。「これが私の脳味噌なのね！」と感動していましたが、生きている自分の脳をリアルタイムで見た人、というのは、世界でもそれほど多くはないと思います。

覚醒下での開頭手術は、切除しようとしている脳の部分が持つ機能をその場で即座に確認できること、また、結果として患者さんの手術後の機能障害を最小限に抑えられるという点で、非常に有効だと思います。特に患者さんの言語機能を細かくチェックしたり、筋電図を使用して筋肉の一つ一つの動きを手術後の状態まで予測、確認しながら切除するというのは、患者さんが覚醒していない限り不可能です。その意味でも、覚醒下での開頭手術の意義は非常に大きいと思っています。

これからの治療の方向

スペクトル分析を使ったＰＤＤでは、腫瘍組織が存在している範囲が明確にわかります。実際の手術では、大きな腫瘍部分は切除し、正常細胞との境界で微妙な部分は、掃除機のような吸引器で吸い取っていきます。この方法を使用すると、正常の脳に入り込んで複雑な形をしている腫瘍でも、周囲の部分にダメージを与えず、腫瘍部分だけをきれいに取り去ることができます。

また、覚醒下での開頭手術では、手術後の機能障害を最小限に抑えながら、取れる部分の腫瘍をギリギリまで取ることが可能になりました。さらに、ALA・PDDと覚醒開頭術を併せて行うことで、最大限の腫瘍を安全に摘出することもできるようになっています。

しかし、どれほど確実に腫瘍組織が診断でき、手術のしかたや切除方法が進歩しても、依然として脳という場所ならではの限界が残ります。すなわち、大切な機能に関わる場所の近くや、その場所そのものに腫瘍がある場合の処置です。私たちは常に、ここに腫瘍があるのはわかっている、しかし取れば患者さんに機能的な障害が出るのは明白だから取れない、というジレンマにさいなまれています。

これからの悪性脳腫瘍の治療においては、「腫瘍だとわかっていても取れない部分や、正常の脳組織の中に密かに浸潤している小さな脳腫瘍の部分」をどのように治療していくか、ということに主眼が置かれると考えています。

まず最も重要なのは、腫瘍がどこまで広がっているかを確実に診断しながら手術を行うことです。ＰＤＤでスペクトルパターンを確認しながら、取れる場所にある腫瘍を確実に取り除きます。次に、重要な場所に入り込んだ腫瘍を、会話や筋電図などで確認しながら、さらにギリギリの部分まで取り除いていきます。それでも取りきれない部分がある場合は、無理に切除しようとせずＰＤＴに切り替えます。

ＰＤＴは基本的にレーザー光が届かないと効果がないので、体積があまり大きい腫瘍には適していません。しかし、手術である程度取ってしまった取り残しの小さい部分に使用するなら、十分に有効です。レーザー光を当てて、取れない部分の腫瘍細胞を死滅させます。その上で、従来の抗がん剤や放射線の治療を行います。

このようにＰＤＤによる覚醒下での開頭手術にＰＤＴを組み合わせた治療は、患者さんの手術後のＱＯＬを維持しつつ生命予後も伸ばすために、非常に有効だと考えています。実際に、この方法で治療を行った患者さんの中には、機能障害も残らず日常生活や仕事に復帰している方が何人かいらっしゃいます。

手術中のＰＤＤに先行しているドイツでは、従来の経験と勘に頼った手術などの治療と比較して、生存率が二倍になったというデータが報告されています。ただしこのドイツのデータは覚醒下での手術ではないので、患者さんの手術後のＱＯＬは考慮されていません。単純に生存率だけを比較した場合のデータですが、今まで二〇年以上変わらなかった生存率が二倍になったというのは、大きな希望だと思います。

幸か不幸か、悪性の脳腫瘍は他のがんに比べて圧倒的に患者数が少なく、治療後の生命予後も悪いことから、研究が進まず生存率も上がらない、というデメリットがありました。しかし患者数が少ないということは、一人一人の患者さんに対して、じっくりと取り組むことができるということでもあります。

自分のポケットの中にあるさまざまな治療方法の中から、その患者さん（とその生きかた）に最も適した治療方法を取り出し、複数の治療方法を上手に組み合わせることで、九五％から九八％という切除率が達成され、患者さんの生命予後や手術後のＱＯＬが改善されていきます。

一人一人の患者さんの治療に真摯に取り組んでいくことで、結果として悪性脳腫瘍の患者さん全体の生存率も上がり、生命予後も伸びるのではないか、と考えています。

参考までに、二〇一〇年現在までに私自身がＰＤＤ・ＰＤＴなどを使用して治療した悪性脳腫瘍の患者さんの、生命予後に関するデータをあげておきたいと思います。

グレードⅣのグリオブラストーマの患者さんの場合、手術後の平均生存日数は二〇・五カ月、五年生存率は一三％です。またグレードⅢの退形成性星細胞腫（悪性グリオーマ）の患者さんでは、手術後の平均生存日数は七六・五カ月、五年生存率は六三％です。

コラム⑦　ＡＬＡの不思議

◆ＡＬＡは植物栄養剤

ＰＤＤで患者さんが手術前に飲むＡＬＡは、元々、農業促進用の薬剤として使用されているものです。植物の光合成を促進し、野菜や果物などがとてもよく育つそうで、化成肥料として俵に詰められ、一俵二俵という単位で売っていました。

ＰＤＴを始めた頃、光感受性物質が腫瘍細胞に蓄積するという性質を利用すれば、蛍光診断ができるのではないかと思っていたのですが、ＰＤＴで使用する光感受性物質ＨｐＥを肉眼で見える程度に光らせるには、励起光の倍率を上げる必要がありました。倍率の高い励起光を出す機器を開発するには、非常にお金が掛かるので断念したのですが、このＡＬＡという薬剤が開発されたことによって蛍光診断が可能になりました。

◆ニキビや皮膚がんでの応用

ＡＬＡは脳だけでなく、膀胱がんや口腔がん、胃がん、肺がん、皮膚がんなどの悪性腫瘍に対するＰＤＤや、治りにくいニキビの治療にも利用されています。ＡＬＡを初めて使用したのは皮膚科で、皮膚がんの治療でした。

皮膚がん、特に顔などの皮膚がんは、入り組んだ形でできるため広範囲を切除する必要があります。その場合、体の他の場所からの皮膚移植が必要になることもあります。皮膚移植をするとその部分は色が違ってしまうし、またひどいときには切除によって鼻、口など顔の形も変わってしまいます。

そのようなとき、ＡＬＡをペースト状にしたものを患部に塗って一時間ほど経つとＡＬＡが代謝され、皮膚がんの腫瘍細胞に蓄積して赤くなります。その部分のがん組織にレーザーをピンポイントで当てて腫瘍を死滅させれば、皮膚移植も必要なく、顔の形が変形することもありません。顔の肉を切除するのに比べて、患者さんのＱＯＬは格段に良くなります。

不思議なことにＡＬＡは腫瘍細胞だけでなく、難治性のニキビにも蓄積するそうで、最近では皮膚科クリニックで治療に使用されています。この場合は、オレンジジュースなどに混ぜたＡＬＡを飲み、代謝されてニキビが赤くなったところで、レーザーを当てて治療します。

◆不思議の解明

ＡＬＡが悪性脳腫瘍にだけ蓄積し、正常の細胞には蓄積しないのはなぜかという理由については多くの研究がありましたが、はっきりしたことは分かっていませんでした。そこで、この疑問の答えを見つけるため、私は、国立健康・栄養研究所の近藤雅雄先生と共同研究を行いました。近藤先生は、ポルフィリン症という病気の代謝研究における日本の第一人者で、脳腫瘍の患者さんの腫瘍組織と腫瘍ではなかった部分の組織について、ポルフィリン代謝の側面から比較検討していただきました。

ＡＬＡはあらゆる生物に必要な物質なので、当然、正常の細胞にも含まれています。正常細胞のＡＬＡは代謝されてＰｐⅨになり、さらにフェロケタラーゼという酵素の働きで鉄（Ｆｅ）と結合してＨｅｍになります。Ｈｅｍには、血液の中で酵素を運搬する大切な役割があります。

悪性脳腫瘍の細胞では、酵素フェロケタラーゼの働きが非常に悪くなっており、またＦｅも正常細胞に比べて少なくなっていました。腫瘍細胞の中ではＰｐⅨはＨｅｍになれずＰｐⅨのまま蓄積されていくため、患者さんがＡＬＡを飲むと、正常細胞と腫瘍細胞のＰｐⅨの濃度の差がどんどん広がります。そしてＰｐⅨには、青い光を当てると赤い蛍光が出るという性質があることを利用して、正常の組織と悪性腫瘍の組織を目で見て区別できるようにしました。

正常の細胞と比べ、悪性脳腫瘍細胞がフェロケラターゼの働きが悪く、またＦｅも少ないということを証明したのは、近藤先生との共同研究が世界で初めてでした。

ＡＬＡの蓄積の仕組みについては、これ以外にもいろいろな研究が行われていますが、今のところはこれが大きな理由の一つとされています。

第三章　生と死の狭間で

悪性脳腫瘍の厳しさ

今まで、脳腫瘍は良性が六割半から七割なので、それほど恐い病気ではない、と説明してきました。脳腫瘍の患者数が他の病気に比べて少なく、その中でも悪性の脳腫瘍になる確率は、その三割ということを考えれば、必要以上に怖がることはない、というのは事実です。しかし、悪性脳腫瘍という病気そのものは、やはり非常に厳しい病気であるといえます。

第二章で記述したとおり、脳という場所から治療が難しく、現在、新しく開発された抗がん剤や光線力学を使用した治療で、少しずつ生命予後が改善されつつあるように思いますが、まだデータとしてはっきりと出ているわけではありません。患者数が少なく、症例数が集まらないことが、エビデンスのデータを積み上げにくくしている面もあります。

現在、悪性の脳腫瘍の中でも最もたちの悪いグレードⅣの膠芽腫（グリオブラストーマ）の五年生存率（日本脳腫瘍統計）は一〇％以下です。一〇〇人の患者さんの一〇人ほどは、五年を越えて生存していることになります。またグリオブラストーマでないグレードⅢの退形成性星細胞腫の場合、五年生存率は二八・七％程度です。

ただしこれは、単にその患者さんたちが「生きているか亡くなっているか」だけを調べた数字であり、生存している患者さんたちが「どのように」生きているか、ということは一切考慮されていません。痴呆状態で意識もなく、寝たきりであっても、生存していれば数字に含まれます。

悪性脳腫瘍の治療には、必ず放射線が使用されます。手術で腫瘍を取り除いたあと、放射線によってがん細胞を叩き、再発を防止するという方法が取られます。その場合も、場所が脳であるがゆえの厳しさがあります。

最近では脳腫瘍の場合、手術後の放射線は取りきれなかった部分だけにかけられるようになりましたが、以前は脳全体にかけていました。体のがんの場合、患部全体にかけるということも珍しくないので、同様な考えかただったのだと思います。

しかし放射線をかけられた脳は萎縮します。脳が萎縮すると、患者さんは痴呆状態になります。これは患者さんが高齢者でも若い方でも同じです。ですからグリオブラストーマの五年生存率が一〇％以下というデータも、必ずしも患者さんたちが普通の状態で生活し、仕事をしながら生存している、とは考えにくく、完全な痴呆状態や寝たきりの状態である可能性も大きいのです。

しかし、だからといって放射線をかけないという選択はできません。なぜなら放射線による治療は、それによって生命予後が何日間または何カ月間かは必ず伸びるということが、今までのがん治療の実績によって証明されているからです。

グリオブラストーマでは、放射線をかけることにより平均で約一七週間（四カ月強）、生存日数が伸びます。たとえ最期には、放射線の影響で痴呆状態になってしまうとしても、手術後、何カ月間かは話したり笑ったりできるのです。それが確実にわかっているのに、あえて放射線をかけないという選択は、医療者の倫理としてすべきではないし、批判対象になる行為だと思います。

最近ではグリオブラストーマであっても、治療後、五年、一〇年と生存し、中には日常生活に不自由なく、仕事にも復帰して元気に暮らしている方も何人か出ています。しかし依然として悪性の脳腫瘍が非常に厳しい病気であることには変わりがありません。生存率も悪く、その最期は脳が衰え、意識も体の機能もすべて衰えて亡くなる難しい病気です。

だからこそ悪性脳腫瘍を専門とする私たちは、一人一人の患者さんとその人の人生や歴史も含めてがっぷりと四つに組み、治療に当たらなければならないと思っています。

患者さんと医者の関係

患者さんと医者との関係は、とても複雑なものです。

端的にいえば医療をする側とされる側で、治療に関して決定権を持つのは基本的には患者さんなのですが、病院という場所にいる以上、医師が知識の上で圧倒的に優位な立場にあることは事実です。だからこそ、治療をしていく中で患者さんとどのような関係を築いていくかが、とても大切です。

最近は患者様などと呼び、「患者第一」をアピールしている医療機関も増えましたが、表面的な呼びかたなどではなく、本当の意味での患者さん第一とはどういうことなのかを、もっと真剣に考える必要があるのではないかと思うのです。日常的に患者さんの生と死を見つめる立場にいる医師として、その思いは特に強いものがあります。

命に関わる病気を抱えた患者さんに対して、治療をする自分は何をどう考えて付き合っていけばいいのか。自分に治療を任せ、命を預けてくれる患者さんに対して、どこまで本当に答えられるのか。心の中にはいつも、その問いがあります。

悪性脳腫瘍などの厳しい病気では、正直にいえば、患者さんの命を任されて、それに答えられるかどうか、治せるかどうか、本当のところは医師である自分にもわかりません。もちろん完治すればそれが最高の結果ですが、治せない病気もあるし、状況としてとても難しいことも、また治療によって障害が出ることもあります。

しかし、医師としてはどんな状況にあっても、患者さん自身の人生を患者さん自身が納得できる形にすることが大きな役割ではないかと思うのです。そのためには患者さんと病気や治療についてじっくりと話し合い、ときにはプライベートな話も交わすことでお互いに理解し合い、共に成長しながら前に歩んでいくことが不可欠だと考えています。

患者さんと心を通わせるには、こちらの心の中にさまざまなポケットを持っている必要があります。本を読んだり映画を観たり、患者さんの趣味や興味を持っていることに一緒に共感できる、たくさんのポケットを持っていればいるほど、患者さん一人一人との意志の疎通がうまくできるのではないかと思います。

以前、ある医師に治療を受けていた患者さんの奥さんから、とても温かい話を聞いたことがあります。

その患者さんは本が好きで、病室に何冊も本を持ち込んで読んでいたのですが、あるとき主治医が回診に来たとき、ベッド脇に置いてあった本の話で盛り上がったそうです。それからしばらくして、その先生から病室に本の差し入れが届き、それがすべて患者さんの好みの本だったそうで、患者さんは自分が話したことを先生が覚えていてくれたと、とても喜んでいたということでした。

その患者さんは結局、しばらくして亡くなったのですが、奥さんがお礼に行くと、その医師は自分と本の好みが同じだったので、と話したそうです。

これは些細なことかもしれません。しかし小さなことの積み重ねが、医師と患者さんとの間にある溝を少しずつ埋めていき、病気や治療に関して、また生命予後といった厳しい問題でも、心の通った話し合いが持てるようになると思うのです。治療においては圧倒的に優位な立場にある医師の側こそが、患者さんに寄り添い、心を通わせようと努力することが大切なのではないでしょうか。

病気の治療についての考えかたも、これと同じライン上にあります。

患者さんに対して、がんの治療は手術、放射線、抗がん剤です、と大上段から一方的に説明や治療を押し付けるのでは、患者さんの心が閉じてしまい、協力しあって治療をすることができません。また治療方法の持ち駒が少ないと、「これしかできません」ということになり、患者さんは治療に対する意欲を失ってしまいます。

治療に関して常に新しい情報を仕入れ、研究を繰り返して、少しでも多くの治療方法（患者さんにとっての治療の選択肢）を持っていることが、医師としての大きな義務だと思います。

そしてまた患者さんと治療についての話をする際も、覚醒下の手術でできるだけ機能障害を防ぐようにしましょうとか、PDDでより正確に腫瘍組織をキャッチして手術しますからねとか、手術で取り残した部分はPDTでやっつけましょうとか、こちらの治療の手の内をありのままに見せることで、患者さん自身が治療に興味を持ち、いろいろな情報を知ろうとし、ポジティブな気持ちになります。それが治療の上ではとても効果的であり、また、もし結果として治らなかったり障害が残ったりしたとしても、患者さん自身がある程度納得できると思うのです。

悪性脳腫瘍の治療では、常に「生存できる日数」と「どのように生きるかという選択」がせめぎあいます。障害を甘受して生存日数の長さを選ぶか、生存日数の長さよりも、機能も意識も通常のレベルを持って生きることを優先するか。患者さんがその厳しい選択を決断するとき、医師の側もその患者さんの持つ歴史や生きかた、人生を理解し、納得できる選択を共に悩まなければならないと思います。

病気の治療を通して、医師と患者さんが心を通わせ、お互いに成長していくこと。それが本来の医療というものではないでしょうか。

心触れ合った患者さんたちのこと

今まで、何人もの悪性脳腫瘍の患者さんたちと出会い、一緒に治療を行ってきました。結果的にいえば、やはり二〇年以上も変わらない低い生存率が表すとおり、患者さんたちの生命予後はあまり良いものではありません。特にＰＤＴやＰＤＤなどの光線力学を使った治療を始めて、学会でも発表するようになってからは、北海道内各地の病院から非常に難しい症例の患者さんや、再発を繰り返す患者さんが紹介されて来ることもあり、手を尽くしても手遅れで結果が出ない、ということもありました。

しかし、一人一人の患者さんとの触れ合いは、印象が強いか弱いかの差はあっても心の奥底にしっかりと折り畳まれています。亡くなった患者さんであれ、今も元気に生活している患者さんであれ、人生のある一時期を病気の治療という同じ目的のために共に力を尽くしたという事実は、決してなくなるものではないのです。

その患者さんたちの何人かを紹介したいと思います。

一九歳での発病から現在へ

旭川の総合病院から紹介されて来たとき、その青年は一九歳でした。留萌の郵便局に勤める気のいい若者でしたが、旭川の病院で検査を受けたところ、脳の深部にがんがあり、手術をすれば取れるかもしれないけど必ず障害が残る、と診断され、私の病院を紹介されました。

組織を取って詳しく病理検査をしてみるとやはり悪性（グレードⅢ）で、場所も腫瘍のすぐ後ろが運動中枢という、非常に難しいところでした（次頁写真19）。腫瘍に到達するには正常の脳を切らなければならず、腫瘍部分を切除すれば麻痺が出ることは確実です。

いろいろ話し合った後、切除による機能障害が起きる可能性が高いこと、また腫瘍の体積が小さいためPDTの効果が高いと予測されたことで外科的な切除術は一切せず、定位脳手術によるPDTを行い、その後、放射線と抗がん剤による治療をすることにしました。

その結果、PDT後に撮ったMRIでは、腫瘍陰影はすべて消滅しました（次頁写真20）。

手術後、一時的に少し麻痺が出たものの、その後完全に回復し、現在は一年に一度検査に来ていますが、今のところ再発もありません。この青年に初めて会ったのは今から一〇年以上も前のことです。彼は治療後、仕事に復帰し、結婚もして普通に生活しています。

この患者さんの症例は外科的な切除術を一切行っていないこともあり、悪性脳腫瘍に対するPDTの効果を非常に良く表すものとして、学会などでも発表させてもらっています。

再発を克服して

旭川の病院で手術を受けたものの一〇カ月後に再発して紹介されてきた患者さんは、悪性脳腫瘍の中でも最も悪性度が高いグレードⅣのグリオブラストーマでした。

この患者さんの腫瘍も言語中枢と手足の中枢のそばにあり、治療が非常に難しい場所です（左頁写真21）。また、すでに一回目の手術の後、放射線をかけ、抗がん剤も使用していました。それでも再発したということは、これらの治療の効果がなかった、ということです。

この患者さんの場合は、腫瘍が言語中枢や手足の中枢に関わる部分にあったので、ＰＤＤを使用して覚醒下での開頭手術を行い、その後、取り残した部分に対して、ＰＤＴを行いました。放射線、抗がん剤は、一度目の手術の際に行って効果がないとわかっているので、その後は一切、行っていません（左頁写真22）。

この患者さんは家庭の主婦の方ですが、手術後、手足の麻痺と言語障害が多少残ったものの、現在までですでに一〇年を越えて元気に生存しています。

手術の後、旭川に帰られ、地元の病院で検診を受けていたようです。時々、どうしているかな、と思い出していたのですが、最近たまたま元気に暮らしていることがわかり、お互いに喜びつつＭＲＩを撮影させていただきました（次頁写真23）。この方は再発せず、検診のみで普通に生活しています。

放射線や抗がん剤の治療は、何度も繰り返し行うことができません。放射線をかければ、がん細胞は死にますが、周囲の正常細胞も死んでしまうため、一度が限界です。また

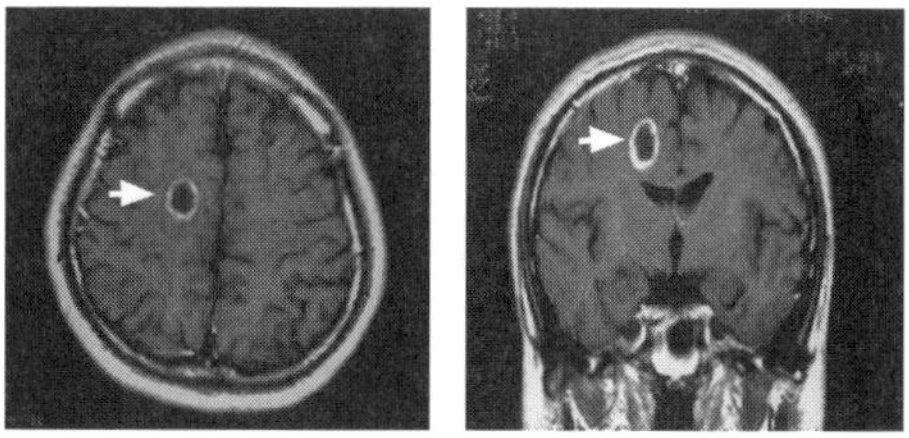

◁写真（19）：PDT 前の増強 MRI で真下から見た脳の写真と正面からの写真。白く見えるのが腫瘍陰影。

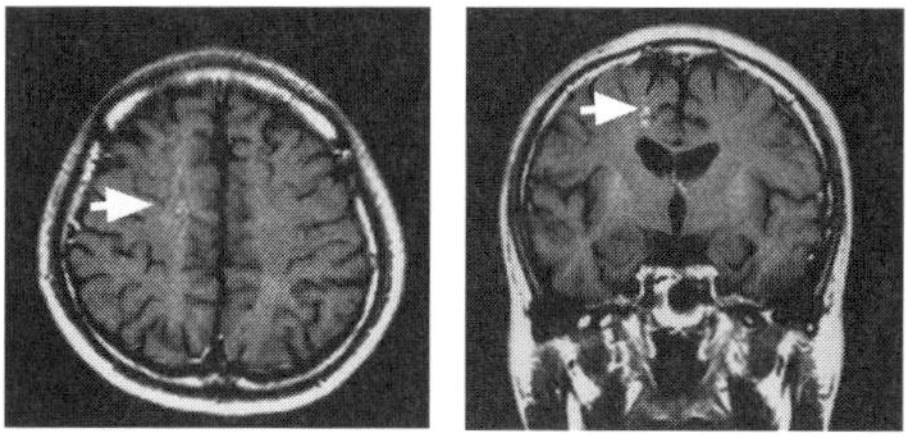

◁写真（20）：PDT 五年後の増強 MRI。腫瘍陰影は完全に消えている。治療は放射線と化学療法だけ。

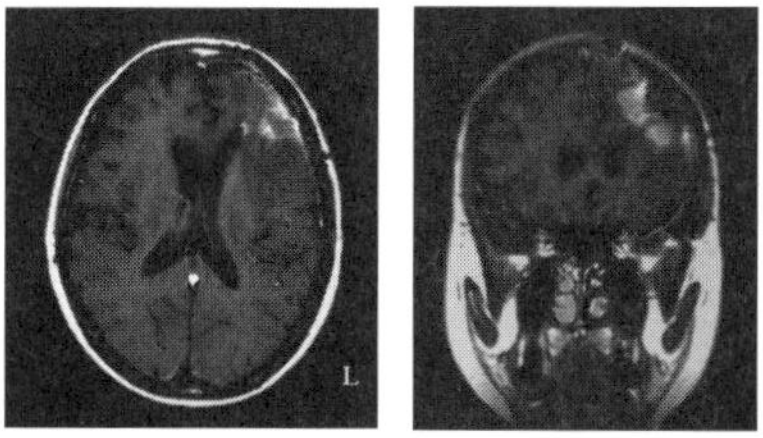

◁写真（21）：一回目の手術から十ヵ月目に再発した時の造影 MRI。白く見えるのが再発脳腫瘍である。PDT 前の写真。

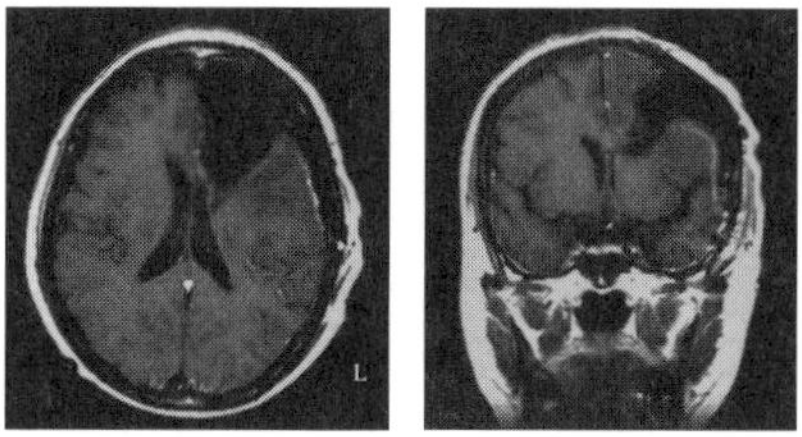

△写真（22）：手術で脳腫瘍を出来るだけ摘出し、言語と運動の中枢に浸潤した部分は取り残して、そこに PDT を行った。PDT 翌日の増強 MRI で白い腫瘍陰影は消えている。

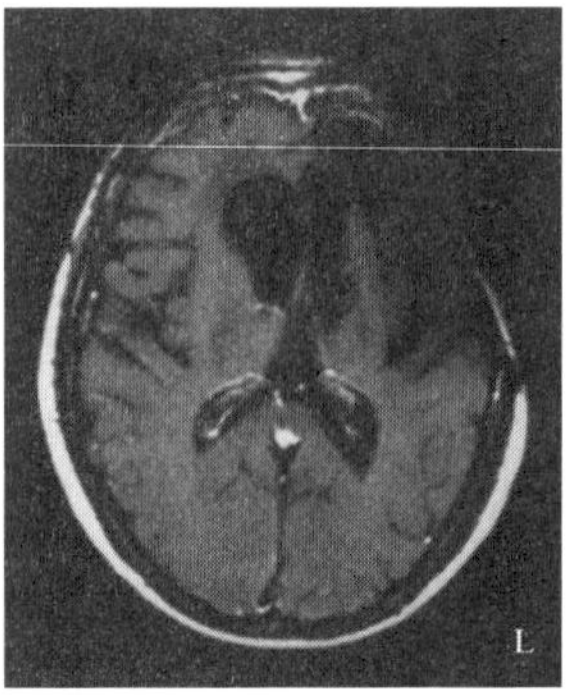

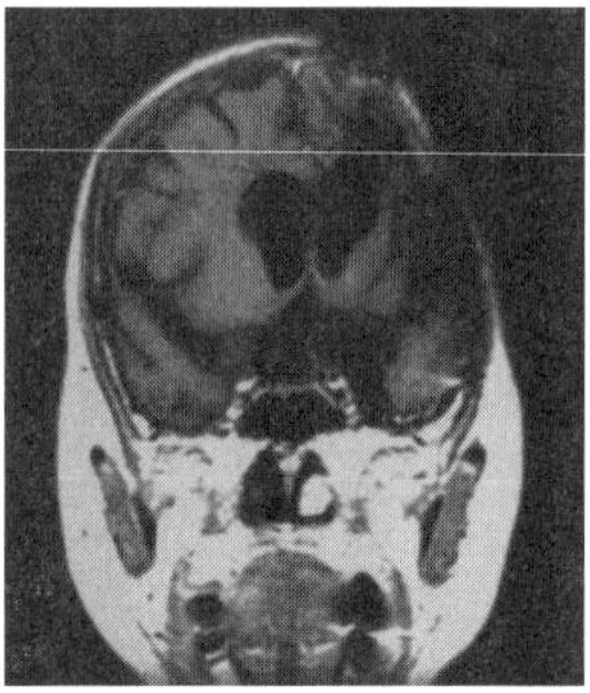

写真（23）：PDT 一〇年後の増強 MRI。白い腫瘍陰影は全く消えている。腫瘍再発後の治療は一〇年前の手術と PDT だけ。多少の不自由はあるが家庭の主婦として普通に生活している。

抗がん剤も副作用が大きく、使用できる回数に限りがあります。

しかしＰＤＤやＰＤＴは、光過敏症以外の副作用がほとんどないので、腫瘍が小さくなるまで何度でも行うことができます。実際に、一度のＰＤＴでレーザーが届かずに残った部分に対し、もう一度ＰＤＴをして小さくしていく、という治療も行っています。

妻への伝言

脳腫瘍で亡くなる場合、最期には必ず腫瘍の影響で脳の機能が衰え、意識がなくなります。寝たきりの状態になって意識が衰え、さらに体の機能も衰えて亡くなることが多いので、亡くなる直前に話をしたりすることはほとんどありません。

しかしこの患者さんは、脳腫瘍がかなり悪化していたにも関わらず、亡くなる直前まで看護師さんや周囲の人々と話をすることができました。脳腫瘍ではなく、突然の心筋梗塞で亡くなったからです。

五〇代後半の働き盛り、土建会社の社長さんで、富良野の工事現場に精力的に通っている方でした。発病後、やはり他の病院で手術を受け、私の所に来たのは、再々発をしたときです。状態もかなり悪く、最善を尽くしても治療は難しいかな、と思っていました。

当時は、二一世紀を目前にした一九九九年。この患者さんは、どうしても二一世紀を見たい、といっていました。二一世紀がどんな世の中になるのか、自分のこの目で見たいと、難しいながらも治療に頑張っていました。

病室にはいつも奥さんがいて、回診のときなど私も一緒に楽しく話をさせてもらったのですが、たまたまある日、奥さんが用事で家に帰っていたときのことです。話し相手がおらず淋しかったのでしょうか、様子を見に来た研修中の看護学生を相手に、それまでの自分の人生をいろいろ話してくれたそうです。その際、「自分に何かあったら、女房によろしくいってくれ」ということをいったようで、看護学生は冗談だと思い「またそんなことをいって」などといっていたのですが、突然その場で心筋梗塞を起こし、救命処置の甲斐なく亡くなられました。

妻に直接いうのは恥ずかしい、脳腫瘍が悪化して自分の意識がなくなってしまった後に、看護学生さんがいってくれればいい、と考えたのでしょうか。

脳腫瘍の場合、常に家族が付いていたとしても、このように意識が正常な状態で別れの言葉を伝えることは、なかなかできません。

この患者さんの場合、奥さんは毎日、電車で二時間もかけて病院に来ていたにもかかわらず、たまたまその時だけ不在だったため、死に目には会えませんでした。しかし、夫の心からの最期の伝言を聞くことができたという意味で、脳腫瘍の患者さんのご家族としては、幸せだったのかもしれないと思います。

一〇回以上の手術に耐えて

最近亡くなったある患者さんは、彼女がまだ一〇代の頃からの付き合いでした。

一〇代で発病し、釧路の総合病院で手術を受けましたが、再発したため紹介されて私の病院に来ました。再発しては手術のために遠くから来て入院する、治療が終わったら地元に帰る、また再発しては出てくる、という繰り返しで、一〇回以上は手術を受けたと思います（最終組織診断はグリオブラストーマ）。これだけ治療が長くなると、もうほとんど家族ぐるみのつきあいになり、地元に帰っているときには時々、悩みを綴った手紙などを送ってきました。筆無精の私に変わって妻が返事を書いていましたが、つい先日、地元の病院での検査でまた再発が見つかり、手術のために札幌に出て来る直前、病状が急変して亡くなったという連絡がありました。

この患者さんは再発を何度も繰り返していたので、自分の命があまり長くはない、ということがわかっていたと思います。それでも決して諦めず、再発のたびに手術を受けて一五年近く普通に生活しました。

彼女は生前、死ぬときは先生のところで死にたい、といつもいっていました。それがかなえられなかったのはとても残念ですが、一生懸命生きようとする患者さんと共に治療を続け、一五年以上も寄り添うことができたのは医者として幸せなことだと考えています。

僕が漁師になるまでは

私が岩見沢にいたとき、小樽の病院から一人の患者さんが紹介されてきました。その患者さんの腫瘍は手足の運動機能を司る部分にあり、手術をしたものの取り切れず、そちらではもう治療ができないとのことでした。

患者さんは小樽の漁師さんで、入院時には奥さんがつきそい、三人の子どもがお見舞いに来ていたのですが、二番目の男の子は当時、小学生でした。

その子があるとき一人で、病院の隣にあった職員官舎の私の家を訪ねて来たそうです。私はあいにく留守にしていて妻が応対したのですが、自分はお父さんのような漁師になりたい、漁師になれるまでは何とかお父さんを生かして欲しい、と伝えたそうです。

紹介されてきたときには、すでにグレードⅢ。再手術をし、ＰＤＤで取れるところまで取ったあと、かなり強力な化学療法をしました。ただ、腫瘍の場所が運動野の近くだったため、治療が成功して延命ができたとしても麻痺が残るかもしれない、この先、漁師としてやっていくのは無理かもしれない、と思っていました。それから三回ほど手術を繰り返し、抗がん剤治療もし、ＰＤＴも行いました。私が札幌に来てからは、再発する度に札幌に出てきて入院するのですが、彼はいつも病室で漁に使う網を繕っていました。

はじめて会ってから十数年。六〇歳近い今も、彼は元気で漁師をやっています。軽い麻痺が出て多少足を引きずりますが、一人船に乗って魚を捕っているそうです。父を助けてくれ、と家まで来て訴えた小学生の長男は立派に成人しましたが、今のところ漁師にはなっていないとのことでした。

悪性脳腫瘍の治療は、何でもすべて取ればいいというのではないとつくづく思います。すべて取ってたとえ命は永らえても、身体に大きな障害が出たり寝たきりになってしまっては、患者さんにとって必ずしも幸せではなかもしれません。

患者さんの生活を考え、そのＱＯＬを維持しながら、麻痺を起こさないように何とかやっていく。再発したら取る、を繰り返し、患者さんと共に進んでいくことが大切だと思うのです。グレードⅢの統計上の平均生存日数は三八カ月、五年生存率は二八・七％ですが、かなり難しい状況だったにもかかわらず、彼のように十数年生きて仕事を続けている人もいる。私たちは、そのお手伝いができればいいのかな、と思っています。

第四章

光線力学医療への道

脳神経外科修業時代

学園紛争の頃

脳というものは、とても美しく神秘的だと思います。頭蓋骨が外され、剥き出しになった脳は、黄褐色で軟らかく、表面に走る赤く細い血管の色が冴え、繊細な陶器のようにも見えます。その脳が、人間が生きるための体の動きや感情や言葉など、ほぼすべてのことを司っている、と考えるとき、長い間、脳を専門にしてきた今でも、不思議だなぁ、と、見入ってしまうのです。

脳の働きに興味を持ったのは、高校時代でした。なぜ人はものを考えたり行動したり、怒ったり笑ったり泣いたりするのだろう。動かなかった手足が動いたり、見えなかった目が突然見えるようになるという奇跡は、起きるのだろうか。

今から考えれば、いかにも高校生らしい素朴な疑問ですが、私の医者としてのルーツは結局、ここにあります。大学受験を前に漠然と「医学部に行こうか」と思ったのは、人間の脳や体について勉強すれば、この疑問の答えが見つかるかもしれない、と考えたのが発端でした。

当時の疑問に今、答えるとすれば、奇跡を起こすにはそのプロセスがある、プロセスを踏めば奇跡は起きるけれど、プロセスが確立した時点で、それはもはや奇跡とはいわない、つまり本当の奇跡は起きない、という、あまり夢のない回答になりそうです。

出身地である茨城県の高校を卒業し、進学したのは北海道大学医学部でした。医学進学課程の二年間は恵迪寮という大学の学生寮で過ごしました。探検部に所属し、読書、酒、ディベートの毎日。まさに青春を謳歌していたといえるでしょう。

その後、医学部に進級しましたが、その後半は全共闘学園紛争真っ盛りの時代。北大でもキャンパスが閉鎖されたり本部が焼かれるなどかなり激しい闘争があり、授業はほとんど行われませんでした。先輩たちによるインターン闘争や医師国家試験のボイコットなども行われ、医学部の学生の多くが医局廃止などのスローガンを掲げ、デモなどに参加していました。私も活動に加わり、積極的に行動したうちの一人です。

大学の他の学部は四年間ですが医学部は六年あるので、特に最後の一年間は全共闘運動の活動家としての生活が中心となり、長期間のストライキや教授会との対応に明け暮れる日々を過ごしました。ところが卒業後、そのしっぺ返しを食うことになります。

私が大学を卒業したのは、一九七〇年でした。

悪名高かったインターン制度はすでに四、五年前に廃止されており、私たちの時代になると、卒業後は自分の好きな医療機関に研修に行くことができました。また現在のシステムでは、卒業してから二年間各科をローテーションし、研修を行ってから専門科を決めますが、私たちの頃は卒業と同時に専門の科を決め、医局に入ることになっていました。

しかし、学園紛争で中心的存在となって活動した人間を喜んで迎える医局や研修先の病院は、ほとんどありません。医局を決めるのにも、また研修先の病院を探すにも一苦労でしたが、一人だけ自ら医局解体をいい出した教授がおり、かろうじてその医局に潜り込みました。偶然にもその奇特な教授、都留美都雄先生が脳神経外科だったため、希望通り脳を専攻することになって、結果的には高校時代に目指していた方向に進んでいくことになります。

学園紛争では、多くの大学で医学部の学生が熱心に活動していました。私たちより少し年上の先輩たちは、国家試験をボイコットして一年間を棒に振り、また自らの信念に従って活動していた人々の多くは、研修をさせてもらえる医療機関が見つからず、都会から出て地方の病院に都落ちしていきました。さらにインターン制度を廃止させた先輩たち、医局廃止をスローガンにしていた学生たちの中には、医局の教授におべっかを使って論文を評価してもらうぐらいなら、博士号などいらない、と、医学博士の資格を取らずに臨床の世界に飛び込んでいく人たちも数多くいました。

時々、あの学園紛争は何だったのだろう、と考えることがあります。

大学の医局は今も確固として存在しており、当時、医局反対を叫んでいた人たちの中には、現在は教授として医局の中心となり、その立場を享受している人々がたくさんいます。実際に自分が医局の中心になったとき、その医局を解体しようとは思わないでしょう。それが人間というものだと思います。また一方で、研修先が見つからず遠方へ行った人々の中には、現在、地域医療の中心となって広く活躍している医師が大勢います。

どちらがどう、ということではありません。

要は、自分の中にきちんとした考えを持ち、それに従って、筋を通した生きかたができるかどうか、という問題なのです。そういう意味でいえば、あの学園紛争は、私の考えかたや人生の生きかたにとても大きな影響を与えた、青春の一ページだったと思います。

炭坑と丁稚《でっち》奉公の日々

大学を卒業し、やっとのことで脳神経外科の医局に入り込んだものの、研修で受け入れてくれる病院探しがまた大変でした。

同期の学生たちは、都会の大きな病院に次々と研修に出ていきます。しかし私の場合、学生運動での「活躍」がネックになり、なかなか受け入れてもらえず、結局は赤平炭坑病院というところに、脳神経外科医ではなく内科医として研修に行くことになりました。

当時、北海道にはまだいくつかの炭坑が残っており、そこには炭坑付属の病院がありました。赤平炭坑病院もそんな小さな田舎町の炭坑病院でした。小さな病院ですから脳神経外科という専門を前面に押し出しても仕方がなく、内科医としてすべての患者さんを診察することになったわけです。

インターン制度は廃止されていたものの、大学の研修医が丁稚奉公であることはインターン時代と何ら変わるものではありませんでした。研修医には給料というものは一切、支払われません。それでは暮らせないので、外の病院に研修に出て、その病院でいただく給料で生活をします。

私は他の研修生たちと四人でグループになり、一人三ヵ月ずつ炭坑病院で働き、一人の医師が通年働いたものとして支払われる一年分の給料を四人で分け、生活を成り立たせていました。

炭坑病院で働く三ヵ月以外は、大学で朝から晩までの丁稚奉公です。

研修医や研修が終わったばかりの若い医師たちは、一二畳ほどの部屋に二段ベッドや三段ベッドが置かれたタコ部屋と呼ばれる部屋に住み、朝から晩まで仕事に追いまくられました。

偉い先生がたが患者さんを診察するのを横で見て、診察の仕方や治療の方法などを覚えていくのです。きちんとした教育システムなどまったくなかった上に、学園紛争でシステム的なものがすべて崩れた時代で、臨床の技術などは見て覚えるものだという風潮が大勢を占めていました。職人の徒弟制度とまったく同じ、黙って見ていろ、ということです。

当時、先輩の医師たちによくいわれたのは、「おまえたちは脊髄に徹しろ」ということでした。

脳神経外科の領域は、脳、脊髄、末梢神経の三つの臓器です。脳はものを考えるところですが、脊髄は反射指令に従ってものを受け渡しする場所です。脊髄に徹しろ、というのは、何も考えずにいわれたことをそのままやれ、ということなのでした。研修医は、何かものを考える脳になってはいけないのです。

丁稚奉公の期間も自分のアパートは借りていたのですが、ほとんどの時間はこのタコ部屋で過ごしていました。二四時間いつ呼び出されるかわからず、呼び出されたらすぐに駆けつけなければなりません。行くのが少しでも遅れると、すぐに怒鳴られます。脊髄は「ものを考えずいわれたことをすぐやる」のが当然なので、アパートに帰っている余裕などありませんでした。

一年のうち炭坑病院での三ヵ月を除く九ヵ月はこのようなタコ部屋生活で、炭坑病院の給料を四人で分けるという生活費でも十分でした。お金を使う場所も時間もなく、またプライバシーや自分の時間など皆無なのですから。脊髄には人格もなかったのです。当時の研修医など、どこの病院でも同じようなものだったのではないでしょうか。

この丁稚奉公タコ部屋生活は、二年ほど続きました。

コラム⑧　脳神経外科の領域

脳神経外科の領域は、脳と脊髄と末梢神経です。一般の人は脳神経外科というと、脳だけを対象にしていると考えるようですが、脊髄や末梢神経を専門にしている人も大勢います。脳神経外科の領域をどう考えるかは国によってもずいぶん違っていて、時々びっくりすることがあります。

日本では脳神経外科というと、頭部外傷とか脳腫瘍とか脳血管障害とかを治療するところ、というイメージが強いのですが、アメリカやヨーロッパでは脳神経外科の手術というと、ほとんどが椎間板ヘルニアの手術をイメージします。また、先日学会で行った台湾のある病院でも、一カ月の手術件数約千件のうち六割が椎間板ヘルニアの手術だという話でした。

椎間板ヘルニアは脊髄の病気なので、脳神経外科、つまりニューロサージャリー（神経外科）の領域である、ということです。患者数も多く、海外では椎間板ヘルニアの手術は脳神経外科のドル箱の一つになっています。日本では、最近までは椎間板ヘルニアの手術をするのは整形外科でしたが、このところ脳神経外科が行う場合も増えています。

北大の医学部では以前、学科名だった「脳神経外科」の「脳」を取って、「神経外科」を正式名称にしていました。脳神経外科というと脳ばかり治療していると誤解されるから、という理由だったようです。神経には脳も脊髄も末梢もすべて含まれるのだから、ことさら「脳」をつける必要はない、と。

その頃の北大には、素晴らしい脊髄の専門家が大勢いました。若い頃先輩たちに、脊髄に徹しろ、と嫌になるほど怒鳴られて、結局、みんな脳まで行かず脊髄に落ち着いてしまったのかなぁ、それでついに科の名前まで変えちゃったのかなぁ、と、冗談混じりにそんなことを考えたものですが、最近、北大では再び「脳」を付けて「脳神経外科」となりました。脳神経外科でも脊髄の治療をすることが一般に知られるようになったので、特に「脳」を取る必要はない、ということのようです。

大学病院の診療科の名前なんて、意外にどうでも良い理由で変わるものなんです。

タコ部屋脱出

タコ部屋での丁稚奉公が二年続いた後、三年目になると、脳神経を専門にするためのさまざまな勉強をする時間を、ほんの少しだけ与えられるようになりました。三ヵ月ほど脳波や病理学、神経内科を勉強してみたのですが、タコ部屋にいたのでは限界があります。そこで国内留学として、他の大学や医療機関に勉強に行くことにしました。

はじめに行ったのは、てんかんの治療で非常に有名だった弘前大学精神科の佐藤時次郎教授の教室です。

当時の弘前は人口が二〇万くらい、人の出入りがほとんどない静かな町でした。このような地域では、町で産まれた子供が成人して大人になり、同じ場所で老人になっていくので、同じ患者さんの一生の脳波を測定することが可能なため、大学ではさまざまな研究が行われていました。

次に行ったのは、当時としては珍しい神経放射線学を専門とする放射線科があった秋田大学です。

今でこそ、神経放射線科がある病院も増え、CT・MRIや血管撮影の画像などは放射線科の診断専門の先生が診るのが当然になっていますが、当時は、各科の先生方が個別に画像を見て診断していました。放射線科の医者などに見せて何がわかる、という風潮が強い中、秋田大学にはアメリカから帰国したばかりの神経放射線専門の高橋睦正教授がいて、写真の画像診断を専門に勉強する新しい講座があったのです。

脳神経外科が手術をする際には、ここを切ったら何があり、その下にはさらに何がある、という脳の解剖学をしっかり頭に叩き込んでおくことが必須です。そのためには、撮影画像をきちんと解析する力をつけなければ。そう考えて、その先生の講座に参加しました。

また秋田大学の近くには、脳卒中や脳血管障害で有名な秋田脳血管研究所（脳研）があり、そこには手術に卓越した技術を持つ伊藤善太郎教授がおられ、伊藤教授の手術を何度も見学することができました。

弘前と秋田では、本当に多くのことを勉強させてもらいました。

医学的なことももちろんですが、二人の悪友と共に行った弘前、一人で行った秋田でも、むしろ医学以外のことを学び、楽しみ、さまざまな引き出しを心の中に作ることができたと思っています。

弘前で借りた小さなアパートで男三人、真剣に議論を闘わせながら飲み明かした夜。また子供の遠足のように、岩木山に遊びに行った夏休みの一日。

一人で行った秋田では、大学や脳研の近くにあった川端通りでハタハタやしょっつる、きりたんぽを肴に毎晩のように酒を飲み、また横手のかまくらの素朴で幻想的な灯りが忘れられずに、何度も通ったりしたものでした。

医者の世界は、非常に狭いものです。

医学部に入った時点で全員の将来の職業は決まっていて、卒業後の大学の閥も強く、付き合う相手もほとんどが医師や医療関係者です。病院でもどこでも、先生先生と持ち上げられ、患者さんにとっても優位な立場であらざるを得ません。常にそのような場所にいると、いつしか自分が世界の中心のように考える人間も出てきます。他の世界を知らなければ、今、ここで自分が中心なのだから、どこに行っても中心に違いない。そう思うのかもしれません。

しかし医者は、さまざまな患者さんを相手にするからこそ、いろいろな世界があることを知り、体験し、物事に感動し、自分の内面を豊かにしておかなければならない、と思います。自分の中に多くの引き出しがなければ、患者さんと心を通わせることは難しく、患者さんと心を通わせることができなければ、患者さんが納得でき、また自分自身も納得できる治療は、なかなかできないのです。

二六歳から二七歳にかけての、まだ若くて感性の豊かな時期に、飲み歩き、食べ歩き、さまざまな人々と触れ合うことのできた弘前と秋田の町は、私の中に一人の人間として多くの引き出しを与えてくれたと思います。

動物実験と留学と

ネズミの脳腫瘍

当時、北大の医局では、大学を卒業してから六年間で一人前になる、という大ざっぱなシステムがありました。普通の人は丁稚奉公を含めた六年間で、基礎の研究室での勉強や、実験、研究を重ねて論文を書き、医学博士の資格を取ります。

しかし学園紛争に絡んでさまざまないきさつがあった私は、医学博士を取ろうとは思いませんでした。そのため、あえて研修期間が終わってから、興味を持っていた悪性脳腫瘍に関する実験を始めることにしました。

人間のための病気の治療方法を開発するとき、まず実験に使われるのはいつもネズミやハムスターなどの小動物です。特にハツカネズミは、受精から出産までが二一日と決まっているために実験が非常にやりやすく、広く使用されます。ある程度の効果が確認されてからは、実際に人間に使ってみる前に、犬や猿など少し大きな動物で実験することもありますが、まず小さいものからの実験で始まります。

私は当時、悪性脳腫瘍にはどのような治療が一番有効なのかを知りたいと思っていました。それを研究するため、ネズミの脳にがんを作っていろいろな抗がん剤や放射線を使って効果を試そうと、北大医学部がん研究施設の小林博教授の教室に入りました。

このような実験を行うときに一番大切なのが、その方法が本当に効果がある、ということを、どこからも異論が出ないよう確実に証明することです。そのためには、しっかりしたモデルとなるネズミを作った上で、実験を行うことが必要です。

私が欲しかったのは、脳に他のネズミのがん細胞を移植でき、移植後、確実に二〇日程度で死んでいく脳腫瘍ネズミ、という実験モデルでした。

ネズミにも人間と同じように免疫の拒絶反応があります。普通は、他のネズミの腫瘍細胞を移植すると拒絶反応を起こしてしまうため、実験になりません。拒絶反応を起こさないようにするには、腫瘍を作られるネズミと、その腫瘍を移植されるネズミの遺伝子が同じ、クローンである必要があります。今では、元々免疫の機能が働かない免疫不全マウスが簡単に手に入るようになり、拒絶反応の心配をする必要が無くなりましたが、当時はそのような技術はありませんでした。

私にとって幸運なことに、当時、北大の理学部で染色体専門の佐々木本道先生が、このようなネズミを作っていました。

ほぼ同じ遺伝子を持ったネズミを作るには、まず同じ親から生まれたネズミを兄弟交配します。そして生まれた子供どうしをさらに兄弟交配させ、また次の世代も兄弟交配させるといったように、兄弟交配を二〇代繰り返します。すると二〇代を経たネズミから生まれるネズミは、遺伝子がだいたい一致する、という決まりがあります。インブレットという共通の遺伝子を持つようになるので、そのネズミ同士であれば、何を移植しても拒絶反応は起きなくなります。

佐々木先生からこのネズミを譲ってもらい、脳腫瘍を作る作業に移りました。

ネズミの脳に腫瘍を作る方法はすでに確立していて、比較的簡単にできます。ネズミに脳腫瘍を作るには、ネズミを妊娠させ、受精から一八〜一九日目にシッポの静脈に発ガン性の物質を注射します。すると生まれたネズミの七割には、二、三カ月のうちに脳腫瘍ができます。その腫瘍を取り出し、培養を継続してきちんとした脳腫瘍培養細胞を作り、どのネズミの脳にも、同じ五千個という数の腫瘍細胞を植え付けます。

これらのネズミは、ほとんど同じ遺伝子を持っており、移植する腫瘍細胞を同じにすると、脳腫瘍を植えられてから二十日前後で死にます。これでやっと、実際の実験に使用できる脳腫瘍ネズミのモデルが出来上がったことになります。

このようなネズミを九〇匹作り、三〇匹ずつＡＢＣという三つのグループに分けます。Ａグループの三〇匹はそのままにしておき、Ｂグループの三〇匹に抗がん剤を注射します。Ｃグループの三〇匹には抗がん剤と放射線をかけます。そうすると、何も治療をしない三〇匹が二〇日前後で死んでいくのに対して、抗がん剤を注射したネズミ、抗がん剤と放射線をかけたネズミの生存日数が、それぞれどのくらい伸びるかを調べれば、抗がん剤や放射線の効果がどの程度あるかがわかります。これはすべて同じモデルのネズミで実験を行っているからこそ証明できるのです。

どんな実験でも同じですが、ただやみくもに実験を繰り返すだけでは、エビデンスとして確実なものにはなりません。その実験を有意なものにするための「下ごしらえ」がとても大切で、実感としては、労力の半分以上は下ごしらえの部分に掛かっているような気がします。

アメリカへ、そして光線力学との出会い

医局の助手として、このような実験を二年ほど続けた後の一九七九年、アメリカのオハイオ州立大学に留学することになりました。

留学を受け入れてくれたアレン教授からの手紙に、「これからはフォトセラピーもやってみたい」という文章を見つけ、これはいったい何だ？　と思ったのが、光線力学というものとの初めての出会いです。

当時の日本にはまだフォトセラピーという概念がなく、それが何を意味するのかまったた

く理解できなかったのですが、渡米してみると、向こうではすでにレーザーを使ってがんを治そうという機運が高まり、動物実験も盛んに行われていました。たまたまフォトセラピーが出始めた時期に、たまたまそれに小さな興味を持っていた教授の元に留学したことが、その後の私の方向性を決めることになるとは、当時は考えもしませんでした。

渡米直後から、教授や仲間たちと共に悪性脳腫瘍に関する動物実験を行っていましたが、本格的に光治療（ＰＤＴ）をやってみたら、という誘いを受けたのは帰国直前の一九八一年夏です。すでにフォトセラピーによる治療で有名だった、ニューヨーク市バッファロー大学のダハティ教授に電話で問い合わせるなどして、ＰＤＴの動物実験に取り組み始めました。レーザーによる光治療との付き合いは、この頃から現在まで三〇年以上に及んでいます。

当時のアメリカでは、外国の医師はアメリカの国家試験を受けて医師免許を取らない限り、臨床で患者の治療を行うことは出来ません。私も直接の臨床はできないので、研究室での実験に多くの時間を費やし、また時には手術の見学などにも行きました。当時、オハイオ州立大学には、有名な脳神経外科医、ハント教授がいました。このハント先生の手術を頻繁に見学に行き、臨床ができないため直接手を入れて手伝うことはできないのですが、何度も手洗いをして手術室に入り手術の手順を観察したり、カンファレンスに参加したりして、さまざまな勉強をさせてもらいました。

ハント教授はくも膜下出血の研究で有名な先生で、現在でも使用されている「ハント・ヘスの分類」というくも膜下出血の分類は、このハント教授によって確立され、その名前が冠されたものです。

一九七九年八月から一九八一年一〇月までの約二年間、オハイオ州コロンバス市で過ごしましたが、留学するときにはすでに結婚して子供が二人いました。

妻と、二歳の長男、生後四ヵ月の次男を連れてのアメリカ生活でしたが、独身時代に秋田や弘前で楽しく過ごしたのと同様、アメリカでも日本とは異なる文化や各地の名所などの良さを満喫しました。

土日が完全に休みだったことや臨床ができないこともあって、日本にいるときよりはずっと時間に余裕があり、暇ができるといつも家族と炊飯器を車に積んで、当てもなく旅に出たものです。オハイオからイエローストーン、カナダのケベック。ナイアガラやニューヨーク、シカゴ、ワシントン・ケンタッキーなど、数回は出かけたでしょうか。

英語や、時にはフランス語で書かれた道路標識に悩み、ナビゲーター役の妻と、よく見ていろ、見たってわからない、などと口喧嘩をしながら、広大な自然の中を道に迷いつつ走ったことも、良い思い出です。留学中は、勉強に行ったのか心の引き出しを増やしに行ったのか、わからないくらい、のどかで楽しい日々でした。

オハイオ州立大学での脳腫瘍に関する研究も一段落し、一定の成果を上げて大きな学会での発表も行い、また臨床から遠ざかっている生活にも不安を感じて、そろそろ日本に戻ろうと帰国を決めたのは一九八一年の秋でした。

多くの人々の協力を得て

札幌から岩見沢へ

帰国して北大の医局に戻ってみると、知らない顔も増え、雰囲気も自分を取り巻く環境も微妙に変わり、私はすっかり浦島太郎と化していました。

一人取り残されたような思いに駆られ、そろそろ何か一つやり遂げなければ、と焦燥感に駆られたとき、ふと頭に浮かんだのが、帰国直前にアメリカで手を着けていた光治療のＰＤＴです。

当時、日本で光治療を研究している人は少なく、その概念もあまり知られてはいませんでした。それがかえって、人の手垢の付いていない分野を研究するには良い機会のように思えました。せっかくフォトセラピーという概念を知り、さまざまな情報も得たのだから、動物実験をしてきちんとしたデータを取ってみよう、それで効果的な結果が得られれば、治療に使用することもできる、と考えたのです。とはいえ、実験がうまくいくという自信も、何らかの結果が出るという目処もなく、それどころかレーザーの機械一つ手元にはありませんでした。しかし、自分が今できることはそれ以外にないと思い切って実験に取りかかることにしました。

私は昔から、人間が一人でできることは限られている、と思っています。困ったときには、人の意見を聞き、人に助けを求める。そうすれば小さな道が開け、人との繋がりがさらに次の繋がりを生み、道はどんどん広がっていく。結果として、初めは考えてもいなかったような大きな道になる可能性も出てくると思うのです。

その時も、自分一人では何も始まらない、と思い極め、レーザーの専門家に話を聞くことから始めました。

北大には応用電子研究所という研究施設があり、そこにはレーザーを専門にしている先生方が大勢いました。当時、応用電子研究所ではアイヌの人々の言葉を記録した一〇〇年ほど前の蝋管から、レーザーを利用して音を再生する、といった仕事を行っていました。

その専門の先生方にＰＤＴなどの光治療について説明し、レーザー機器や透過度などの実験について相談してみると、幸い何人かの先生が興味を持ってくれ、実験のためのレーザー機器の準備やレーザーの透過度などの難しい実験にも手を貸してくれることになりました。これが私の光治療研究の出発点となります。
先生たちの協力でレーザーの機器をなんとか揃え、本格的にＰＤＴの動物実験に取りかかったのは、帰国した翌年の一九八二年でした。

留学前にしていた実験と同様に、腫瘍を移植した遺伝子の同じネズミの実験モデルをたくさん作り、応用電子研究所の藤居仁先生や朝倉利光先生と共同で開発したレーザーを当て、治療効果を確認する実験を繰り返した上で、一九八四年六月、初めて人間の患者さんにＰＤＴを適用した治療を行っています。

ＰＤＴ治療の詳細に関しては第二章でお話しましたが、第一号の患者さんは再発を繰り返してすでに他の治療方法がなく、自分が何かの役に立てばとＰＤＴを受けてくれた人です。結局は亡くなりましたが、ＰＤＴの後、思った以上に生命予後が伸び、私たちにとっては、ＰＤＴ治療の効果を確信し先に進む勇気を与えてくれた大切な患者さんでした。
その後、何人かの患者さんにＰＤＴを行い、有効性を実感したことから、それらのデータを元に学会での発表も行いましたが、当時はまったく相手にされませんでした。確実に有効な治療方法であるのに、認められない、というのはとても辛いものです。どうしたら

ＰＤＴの効果を認めさせ、周知させることができるか、試行錯誤の日々を送っていました。

大学を卒業して医局に入って以来、あちこちの大学へ勉強に行ったり留学をしたりしている間、私の籍はずっと北大にありました。留学するときの身分は助手で、帰国して数年後には講師に昇格しましたが、相変わらず医局に籍を置きながら、脳神経外科医としての勤務や光治療の実験を行っていました。

医局には、大学を卒業した若く有望な人材が次々に入ってきます。彼らは研究をし論文を書いて博士号を取り、優秀な人は助教授、教授へと進んでいきます。博士号を取ることを拒否した私のような人間は、年齢を重ねれば医局での居場所がなくなるのは自明の理で、一九八五年、通算一五年在籍した北大の医局を出され、岩見沢市立総合病院に転勤することになりました。

北大には医学の分野だけでなく、レーザーの機器を用意してくれた応用電子研究所のように、さまざまな研究施設が集まっています。現在でも、北海道において随一の研究拠点であることは、誰もが認めるところです。当時、ちょうどＰＤＴが軌道に乗りつつあった時期で、専門施設が揃っている北大を出ること、さらに患者数の多い札幌から出ることは、さまざまな面で痛手ではありましたが、それも一つの道だと考えました。

その頃には、悪性脳腫瘍の治療にＰＤＴが有効だという確信は得ていましたし、患者さんの生命予後や手術後のＱＯＬを少しでも良くするために、自分は何をするべきなのか、ということもわかっていました。自分の中で解決しなければならない問題点を明確にし、確固とした信念とやる気さえあれば、どこにいても、何でも必ずできる、と思ったのです。問題は場所や施設や設備ではなく、心の中に何かをしようとする気持ちがあるかどうかです。

札幌でできれば、岩見沢でもできる。岩見沢でできなければ、札幌にいようが東京にいようが、たとえニューヨークに行ったって、できるわけがない。

決して負け惜しみではない決意を胸に、ＰＤＴをひっさげて岩見沢市立総合病院に赴任したのは、雪解けには未だ遠い四月のことでした。

雪に埋もれた町で

岩見沢市は当時人口約八万五千人、札幌から約四〇キロメートル、特急で三〇分弱のところにある小さな町です。札幌の年間降雪量は四、五メートルですが、岩見沢は七メートル。汗だくになって雪掻きをしても、少し時間が経つとすぐに、どこを掻いたのかもわからなくなってしまうような大雪が降ります。その小さな町の市立病院に転勤し、初代の脳神経外科医長としての勤務をこなしながら、ＰＤＴの治療と研究を続けました。

岩見沢市立総合病院に勤務し始めて間もなく、定位脳手術によるＰＤＴを開始しました。それによって外科的な切除を行わないＰＤＴのみの治療効果が確実となり、日本ばかりでなく海外での学会や研究会でも発表するようになりました。その中で、膀胱がんの治療にＡＬＡを使用したＰＤＤ蛍光診断を行っていたバウムガードナーと出会い、悪性の脳腫瘍への適用を相談し、他の医師たちからも多くの情報を得て、一九九六年にはＰＤＤの動物実験を開始しました。

海外ではこの頃すでにレーザーによる光治療が先行し、人間に対しての治療も普通に行われていましたが、日本においてはＰＤＤの治療例がなかったため、動物実験から始める必要があったのです。このときの実験でも、多くの方々の協力を得ることができました。

このときの実験に欠かせなかったものは、①実験モデルの脳腫瘍ネズミ、②腫瘍細胞を光らせるレーザー、③光る部分が本当に腫瘍細胞であるかどうかの確認です。

脳腫瘍ネズミは、北大の澤村豊先生や旭川医大の程塚明先生の協力で手に入れることができ、また摘出した細胞が腫瘍組織か正常組織かを調べるには、福井医科大学（現・福井大学医学部）で病理学が専門の三好憲雄先生に協力していただきました。三好先生は九州大学の出身ですが、ＡＬＡの腫瘍組織への蓄積に興味を持たれ、二〇〇一年には共に日本ＡＬＡ研究会を立ち上げています。

そしてレーザーの研究には、レーザー機器会社のアイ・エス・アイや石川島播磨重工業株式会社（ＩＨＩ）の井上克司さんたちの協力を得ました。ＰＤＤでは、光感受性物質を貯め込んだ腫瘍細胞にレーザー光を当てて赤く光らせ、診断や治療を行います。実際に肉眼で患部を見たときに、腫瘍細胞が最も見やすく光る波長（励起光）の算定や、その波長を出す光源（励起光源）をどうやって作るかが大きな課題でした。

これらの機器は当時も今も非常に高価で、レーザー光や光源の開発にも多額の費用が必要です。当時は特に市立病院ですから、高額なレーザー機器を買うだけのお金はとても出ませんん。家族を養う勤務医である私にも、そんなお金はありません。そんな中で、脳腫瘍治療のためなら、と、機器を無償で貸与し、励起光源の開発にも、アイ・エス・アイの技術者である原雅志さん、中山さんが力を尽くしてくれました。

ＰＤＤ（蛍光診断）での手術を始めてから、患者さんから切除した脳の切片はすぐに冷凍して三好先生のところに送り、すべての症例に対して腫瘍組織か正常組織かを確認してもらいました。その結果、光っていればその九八％が腫瘍組織だということが判明しています。

これは「光っている部分はほとんど腫瘍」→「腫瘍細胞はほとんど光る」→「それを取れば摘出率九八％も可能」ということを証明しています。

この結果を得て、①ＰＤＤで腫瘍組織を確認し、②覚醒下で機能を確認しながら取れる部分は切除する、③取れずに残った赤い部分はＰＤＴで治療する、という治療の大きなラインが、確立することになりました。

人口八万五千人の町には、悪性脳腫瘍の患者さんはほとんど見られません。悪性脳腫瘍の発生率は人口一〇万人に対してせいぜい三、四人です。地元の患者さんだけではPDT（光線力学療法）を使用する症例がなく、光治療に関する研究は止まってしまっていたかもしれません。

しかし幸いなことにその頃までには、私がPDTによる悪性脳腫瘍の治療に取り組んでいることが、北海道の脳神経外科の先生方に知られるようになっていました。そのため北海道各地の病院、特に旭川日赤病院の上山博康先生、釧路労災病院の井須豊彦先生、網走脳神経外科病院の谷川緑野先生たちの協力を得て、悪性脳腫瘍の患者さんが紹介され、来院してくれるようになりました。

紹介されて来る患者さんは、検査で腫瘍が発見されてすぐに送られて来る人もいれば、地元の病院で手術をしたものの再発したため、こちらの病院を紹介される人もおり、腫瘍のできた場所や進行具合もさまざまです。このような患者さんを治療することは、PDTの可能性を広げ、また私自身の脳腫瘍治療の限界に挑戦することにもなり、本当に多くのことを学ばせてもらったと思います。

岩見沢市立総合病院で勤務した一八年間に手掛けた悪性脳腫瘍の患者さんは、二〇〇人以上になります。一勤務医として仕事をこなす中で、悪性脳腫瘍の治療に関するさまざまな研究、臨床経験を積むことができたのは、多くの方々の協力があったからこそです。

患者さんを紹介してくれた先生たち、遠くまで治療を受けに来てくれた患者さんたち、そして実験や研究に対する有形、無形での援助や協力をしてくれた方々。

岩見沢市立総合病院時代は、本当に多くの人々の協力に支えられ、ＰＤＤ（蛍光診断）、覚醒下の手術、ＰＤＴ（光線力学療法）という三つの柱を中心にした脳腫瘍治療に対する確実な自信が、着々と形作られた時代でした。

戻ってきた鮭

話は戻りますが、学園紛争での活躍が仇となって研修先の病院が見つからず、赤平炭坑病院で専門外の内科医として勤務をしていた頃、大学の医局にいた柏葉武先生という先輩が医局を辞め、たった一人で一九床の脳神経外科医院を開業しました。脳神経外科はチームで行う医療のため、医局の教授をはじめ皆に、一人で開業してどうするのだ、一人で脳神経外科などできるはずがない、と反対されたにもかかわらず、柏葉先生は開業を敢行しました。今から四〇年も前のことです。

しかし一人で脳神経外科医院を運営するのは、どうしても無理があります。頭を切ったり打ったりした外傷の患者さんは、一九床の医院でも脳神経外科と名が付けば夜中でも駆けつけてきます。たとえ夜中の一時、二時に救急患者の手当をし、徹夜で手術をしたとしても、九時にはまた外来を開けなければなりません。一人で開業するということは、その医院が行う医療すべてを、たった一人で責任をもって行うということです。

炭坑病院の他に研修先がなく、専門の脳神経外科の研修がしたかった私は、そんな柏葉脳神経外科医院に、押し掛け女房ならぬ押し掛け研修医として入り込みました。柏葉先生は医局の大先輩でもあったし、大勢の反対を押し切って開業したことに敬意を抱いていたし、なにより近いし、専門の勉強もできてこんな良いことはない、と相手の迷惑も顧みずに押し掛けました。柏葉先生の苦境を救うのだ、などという独りよがりの気持ちもあったかもしれません。当時の柏葉先生は、そんな私をどのように思われていたのでしょうか。

当時から二〇年以上が経ったある日、柏葉先生から「もう一度、一緒に仕事をしないか」という連絡がありました。柏葉脳神経外科医院はすでに一六五床の立派な病院となり、柏葉先生は「安全で安心いただける医療のサービスに徹し、患者さんの幸せを守る」

という理念を掲げて、院長として活躍しておられました。
病気や事故の治療のみに留まらず、社会復帰のための一貫した心と体のリハビリテーシ
ョンや、手術を受ける患者さんに対する心のケアという、脳神経外科ならではの医療に、
先生は当時から熱心に取り組んでおられ、その姿勢と医師としての哲学に大きな感銘を受
けたのでした。

鮭は、川で何億もの卵を産みます。孵った稚魚は海に下り、数年の間回遊して、また川に戻ります。その時、自分が孵化した同じ川に帰るのは、約二％から四％だといわれます。それは一〇〇匹の鮭がいれば、わずか二匹から四匹にすぎないのですが、私はまさにそのうちの一匹となり、三〇年以上の長い時間を経て、二〇〇三年四月、元の川に戻ってきました。

そして今、昔なじみの柏葉脳神経外科病院で、一人の脳神経外科医として、また柏葉武名誉理事長の元、地域の患者さんたちにより温かい医療の提供を目指す病院の理事長・院長として勤務しています。

あとがき

近年、脳腫瘍におけるＰＤＴやＰＤＤなどの光線力学的医療がやっと注目されるようになり、今まで積み上げてきた研究成果や臨床のさまざまなデータを、各地での研究会や学会で発表する機会も増えました。

特にＰＤＤは多くの大学病院で取り入れられ、ＰＤＴを利用する医療機関も少しずつ増えています。最近では、ＰＤＤとＰＤＴで使用する新しい光感受性物質も開発され、また、これらの治療や使用する光感受性物質が保険収載されて、患者さんは保険診療での治療を受けられるようにもなりました。

岩見沢市立総合病院時代にＰＤＤを学会で発表した頃、腫瘍組織と正常組織を区別することなどできるわけがない、「北海道の田舎ものは熊と冬眠でもしていろ！」などといわれたことを考えれば、隔世の感があります。

私がこれまで治療した患者さんのデータでは、悪性脳腫瘍の五年生存率や生命予後は少しずつ改善されていますが、それでも依然として脳のがんであるが故の限界は存在しており、治療が難しい病気であることに変わりはありません。すでに三十数年間、光治療を研究・実践している私であっても、ＰＤＤと覚醒下での開頭手術、さらにＰＤＴを加えた三つの方法を組み合わせた治療は軌道に乗ったばかりです。

これからも一脳神経外科医として、また病院の理事長・院長として、訪ねてくれるさまざまな患者さんの治療に真摯に向き合いたいと思っています。そして特に悪性脳腫瘍の分野では、患者さんの生命予後や生存率が少しでも改善されるよう、また手術治療による言語障害や運動障害、高次脳機能障害などをできるだけ防ぎ、その患者さんなりのＱＯＬを保ちながら一日でも長く普通の生活が送れるよう、治療方法の研究を続けながら一人一人の患者さんに寄り添い、歩んでいきたいと考えています。

最後に、この病院に治療を受けに来てくださった患者さんたち、これまで、また現在も、さまざまな形で協力してくださっている多くの方々、本書を刊行するに当たってご協力いただいた医療ジャーナリスト・ライターの梶葉子さん、そして若い頃から、優しくも厳しい戦友のようにずっとそばで私を支えてくれた妻、良子に、心から感謝いたします。

脳の「がん」に挑む3つの新技術

―悪性脳腫瘍治療のための光線力学療法―

2015年3月21日　第1刷発行

著　者　金子 貞男
発行者　塩塚 健児
発行所　株式会社ポリッシュ・ワーク
〒160-0023　東京都新宿区西新宿1-22-2 新宿サンエービル11F
電話 03-5439-6033　　FAX 03-5439-6032

発売元　株式会社径書房
〒160-0012　東京都新宿区南元町11-3
電話 03-3350-5571　　FAX 03-3350-5572

印刷製本　シナノ印刷㈱

装丁　針谷 由子

定価はカバーに表示してあります。

落丁本・乱丁本は、購入書店名を明記のうえ、発行元の㈱ポリッシュ・ワーク宛にお送りください。送料小社負担にてお取り替えいたします。

ISBN 978-4-906907-05-2 C0047　